专家教您防治冠心病

ZHUANJIA JIAONIN FANGZHI GUANXINBING

主 编 顾 宁 谢英彪

中国科学技术出版社

·北 京·

图书在版编目（CIP）数据

专家教您防治冠心病 / 顾宁，谢英彪主编 . —北京：中国科学技术出版社，2018.8

ISBN 978-7-5046-8000-6

Ⅰ . ①专… Ⅱ . ①顾… ②谢… Ⅲ . ①冠心病—防治 Ⅳ . ①R541.4

中国版本图书馆CIP数据核字（2018）第070318号

策划编辑	崔晓荣
责任编辑	崔晓荣　高　磊
装帧设计	鸿城时代
责任校对	杨京华
责任印制	马宇晨

出　　版	中国科学技术出版社
发　　行	中国科学技术出版社发行部
地　　址	北京市海淀区中关村南大街16号
邮　　编	100081
发行电话	010-62173865
传　　真	010-62173081
网　　址	http://www.cspbooks.com.cn

开　　本	720mm×1000mm　1/16
字　　数	180千字
印　　张	12
版　　次	2018 年 8 月第 1 版
印　　次	2018 年 8 月第 1 次印刷
印　　刷	北京盛通印刷股份有限公司
书　　号	ISBN 978-7-5046-8000-6/R·2237
定　　价	30.00元

（凡购买本社图书，如有缺页、倒页、脱页者，本社发行部负责调换）

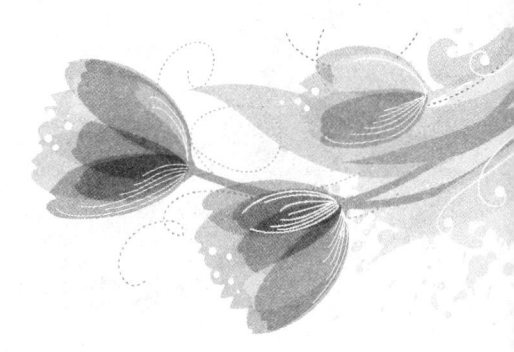

内容提要

  本书作者首先从冠心病的基础知识谈起，详细介绍了起居养生、合理饮食、经常运动、心理调适对防治冠心病的作用，重点讲述了冠心病的中、西医药物治疗的方法，最后强调了预防冠心病的重要性。编者在本书中着重选答了患者经常咨询医生的问题，为读者提供了可靠、实用的防病治病知识。适合基层医师业务学习参考用书，也适合冠心病患者及家属阅读参考。作者衷心希望这本小册子能成为冠心病患者恢复健康的好帮手。

《专家教您防治冠心病》编委会

主　编　顾　宁　谢英彪
副主编　刘史佳　陈红锦　袁昌文
编　者　黄　霞　瞿　媛　蒋文波
　　　　龚　军　梁彩虹　邵中兴
　　　　高　颖　陈季清　陈大江

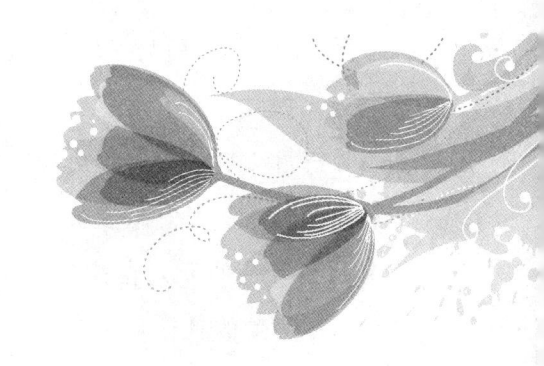

前　言

冠心病是冠状动脉粥样硬化性心脏病的简称，是指由于脂质代谢不正常，血液中的脂质沉着在原本光滑的动脉内膜上，在动脉内膜一些类似粥样的脂类物质堆积而成白色斑块，称为动脉粥样硬化病变。这些斑块渐渐增多造成动脉腔狭窄，使血流受阻，导致心脏缺血，产生心绞痛。冠心病在临床上分为隐匿型、心绞痛型、心肌梗死型、心力衰竭型（缺血性心肌病）、猝死型五个类型，其中最常见的是心绞痛型，最严重的是心肌梗死和猝死。

引起冠心病的主要原因是冠状动脉粥样硬化，但动脉粥样硬化的原因尚不完全清楚，可能是多种因素综合作用的结果。一般认为，冠心病发生的危险因素有：年龄和性别（45岁以上的男性，55岁以上或者绝经后的女性），家族史（父兄在55岁以前，母亲/姐妹在65岁前死于心脏病），血脂异常（低密度脂蛋白胆固醇过高,高密度脂蛋白胆固醇过低），高血压，糖尿病，吸烟，超重，肥胖，痛风，不运动，等等。

男性人群中，年龄高于40岁者，每增长10岁，其冠心病的发病率就上升1倍。女性平均发病年龄较男性晚10岁，绝经期后发病率与男性相似。男性高发年龄在50岁以后，而女性高发年龄在60岁以后。冠心病是西方工业化社会最常见的心脏病和最重要的致死病因。以美国为例，冠心病患者约600万人，占全国总人口的2.5％，每年约有50万人死于冠心病，约占人口总病死率的25％，在各种死亡原因中排名第一。在我国，随着生活水平的提高和生活方式、饮食结构的改变，冠心病发病率呈逐年上升趋势。

冠心病的预后随病变的部位、程度、血管狭窄发展速度、受累器官受损情况和有无并发症而不同。研究显示，通过对冠心病患者的教育和管理，可以明显改善冠心病等心血管疾病的预后，也就是强调"心脏康复"的重要性。心脏康复要求保证使患者获得最佳的体力、精神及社会状况的总和，从而使患者通过自己的努力在社会上重新恢复到尽可能正常的位置，并能自主生活。心脏康复的目标是使患者恢复到最佳生理、心理和职业状态，防止冠心病或有高度易患因素的患者动脉粥样硬化的进展，并且减少冠心病猝死或再梗死的危险性，缓解心绞痛。心脏康复的最终目的是恢复患者的活动和工作能力，并尽量延长患者的寿命。因此，指导冠心病患者用药及生活方式，进而控制血压、血脂、血糖等风险因素，可降低冠状动脉的再狭窄率。

预防冠心病，一要从生活方式和饮食做起，主要目的是控制血压、血脂、血糖等，降低心脑血管疾病复发的风险；二要早睡早起，避免熬夜工作，临睡前不看紧张、恐怖的小说和电视；三要身心愉快，忌暴怒、惊恐、情绪激动；四要控制饮食，饮食宜清淡，易消化，少食油腻、脂肪、糖类，要用足够的蔬菜和水果，少食多餐，晚餐量少，不宜喝浓茶、咖啡；五要戒烟少酒，吸烟是造成心肌梗死、卒中的重要因素，应绝对戒烟，少量饮啤酒、黄酒、葡萄酒等低度酒可促进血液循环，调和气血，但不能饮烈性酒；六要劳逸结合，避免过重体力劳动或突然用力，饱餐后不宜运动；七要注重体育锻炼，运动应根据各人自身的身体条件、兴趣爱好选择，如打太极拳、打乒乓球、做健身操等，要量力而行，使全身气血流通，减轻心脏负担。

本书以问答形式简要介绍了冠心病的基本知识，重点介绍了防治冠心病从起居养生、合理饮食、经常运动、心理调适做起的各种方法。并对中西医临床治疗冠心病的方法做了详尽介绍，最后指出了预防冠心病的重要性和具体方法。本书是一部全面反映冠心病自我调养和临床防治新成果的科普读物，内容融汇中西，文字简洁明了。具有较强的科学性、实用性和可读性。适用于冠心病患者自我保健，也可作为基层医护人员的参考读物。

作　者

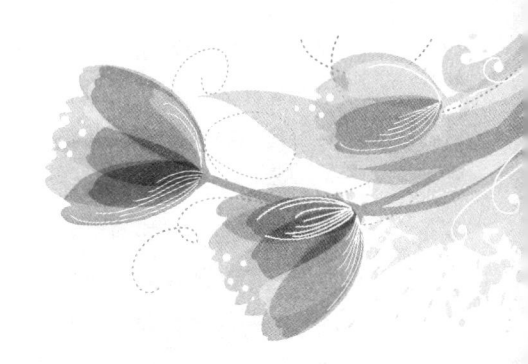

目 录

一、冠心病基础知识 1

1. 什么是冠心病 1
2. 冠心病与动脉粥样硬化有什么关系 2
3. 为什么说冠心病是健康的第一杀手 5
4. 冠心病如何分类 7
5. 冠心病是由哪些原因引起的 8
6. 年龄与冠心病有何关系 9
7. 性别与冠心病有何关系 10
8. 体重与冠心病有何关系 10
9. 遗传与冠心病有何关系 11
10. 性格与冠心病有何关系 11
11. 吸烟与冠心病有何关系 12
12. 为什么高血压病患者易罹患冠心病 13
13. 为什么血脂高的人易罹患冠心病 14
14. 糖尿病与冠心病有什么关系 15
15. 冠心病患者有何临床表现 16
16. 冠心病患者的心力衰竭有什么表现 18
17. 冠心病患者的心律失常有什么表现 18
18. 当身体出现哪些症状时就应去医院就诊 19
19. 老年性冠心病有何特殊表现 19
20. 女性冠心病患者有何特点 20
21. 冠心病的诊断依据有哪些 21

22. 冠心病患者如何做心电图 22
23. 冠心病患者如何做心电图运动试验 23
24. 冠心病患者如何做超声心动图 23
25. 冠心病患者如何做动态心电图 24
26. 冠心病患者如何做胸部X线检查 24
27. 冠心病患者如何做血清酶检验 25
28. 冠心病患者如何做血液黏滞度检查 25
29. 冠心病患者如何做冠状动脉造影 26
30. 冠心病患者如何做磁共振成像检查 26
31. 胸痛就一定是心绞痛吗 27
32. 冠心病发作时如何应急处理 27
33. 中医如何认识心脏 28
34. 中医如何认识冠心病 29
35. 冠心病如何辨证分型 30
36. 冠心病虚实夹杂哪些情况 31

二、防治冠心病从起居养生做起 32

37. 冠心病患者如何自我保健 32
38. 冠心病患者如何注意气候变化 34
39. 为什么说贪坐对冠心病患者不利 35
40. 冠心病患者看电视时应注意什么 36
41. 冠心病患者旅游时应注意什么 37
42. 冠心病患者能坐飞机吗 37
43. 冠心病患者应选择什么样的居住环境 38
44. 冠心病患者为何要合理安排休息 39
45. 冠心病患者如何避免超重 41
46. 冠心病患者为何要远离香烟 42
47. 冠心病患者如何搓面 43
48. 冠心病患者如何洗澡 43
49. 冠心病患者如何梳头 45
50. 冠心病患者如何睡个好觉 45
51. 冠心病患者如何防止便秘 47

目　录

52. 冠心病患者为何性生活宜有度 48
53. 冠心病患者如何控制血压 49
54. 冠心病患者为何宜做热水局部浸浴 50
55. 冠心病患者如何森林浴 50

三、防治冠心病从合理饮食做起 52

56. 冠心病患者要注意平衡膳食 52
57. 冠心病患者要控制热量和体重 53
58. 冠心病患者要做到膳食个体化 55
59. 冠心病患者要控制脂肪摄入 56
60. 冠心病患者要控制胆固醇的摄入 57
61. 冠心病患者要宜控制食糖的摄入量 59
62. 冠心病患者要合理食用蛋白质 59
63. 冠心病患者要吃五谷杂粮 60
64. 冠心病患者吃盐要注意什么 60
65. 为什么冠心病患者不应完全吃素食 61
66. 冠心病患者能吃鸡蛋吗 62
67. 冠心病患者能喝牛奶吗 62
68. 冠心病患者为什么不宜饱餐 63
69. 冠心病患者如何补钙 64
70. 冠心病患者如何补铁 64
71. 冠心病患者如何补充锌和铜 65
72. 冠心病患者如何补硒 66
73. 镍和镉对冠心病患者有何影响 66
74. 维生素对防治冠心病有何作用 67
75. 维生素缺乏与冠心病有何关系 69
76. 冠心病患者如何预防维生素缺乏 69
77. 冠心病患者为何不能贪饮杯中酒 70
78. 冠心病患者为何可以适量饮茶 71
79. 冠心病患者为何饮水不可缺少 73
80. 冠心病患者如何选择适宜的饮料 74
81. 适合冠心病患者的粮食有哪些 75

- 82. 豆类食品为何能防治冠心病 76
- 83. 适合冠心病患者的叶类蔬菜有哪些 77
- 84. 适合冠心病患者的瓜果有哪些 78
- 85. 适合冠心病患者的根茎类蔬菜有哪些 78
- 86. 适合冠心病患者的菌类食物有哪些 79
- 87. 适合冠心病患者的水果有哪些 79
- 88. 适合冠心病患者的干果有哪些 80
- 89. 适合冠心病患者的畜禽肉有哪些 81
- 90. 适合冠心病患者的海产品有哪些 81
- 91. 防治冠心病茶饮方有哪些 82
- 92. 防治冠心病粥疗方有哪些 83
- 93. 防治冠心病汤羹方有哪些 85
- 94. 防治冠心病菜肴方有哪些 87
- 95. 防治冠心病主食方有哪些 89
- 96. 防治冠心病饮料方有哪些 91
- 97. 防治冠心病果菜汁有哪些 93

四、防治冠心病从经常运动做起 95

- 98. 为什么说适当的运动对冠心病患者有好处 95
- 99. 适当运动能调养冠心病吗 96
- 100. 冠心病患者做多大量的运动合适 97
- 101. 冠心病患者如何做运动，要注意什么 98
- 102. 冠心病患者为何不宜做与屏气有关的动作 99
- 103. 某些冠心病患者为何不宜运动 100
- 104. 急性心肌梗死康复锻炼时的注意事项 100
- 105. 冠心病患者参加运动时应注意些什么 101
- 106. 为什么不应在早晨和上午锻炼 102
- 107. 冠心病患者如何散步 103
- 108. 冠心病患者如何练习倒行 104
- 109. 冠心病患者如何练习慢跑 104
- 110. 冠心病患者如何练习步行爬坡 106
- 111. 冠心病患者如何做健心操 106

- 112. 冠心病发作期如何做医疗保健操 109
- 113. 冠心病巩固期如何做医疗保健操 110
- 114. 冠心病患者如何练习骑车慢行 111
- 115. 冠心病患者如何做登山锻炼 111
- 116. 冠心病患者如何做游泳锻炼 112

五、防治冠心病从心理调适做起 114

- 117. 精神调补有益冠心病康复吗 114
- 118. 如何对冠心病患者进行精神调补 115
- 119. 冠心病患者为何不宜愤怒 117
- 120. 冠心病患者为何不宜紧张 118
- 121. 情绪波动会导致冠心病急性发作吗 119
- 122. 得了冠心病后容易形成哪些不良情绪呢 119
- 123. 冠心病患者如何调节不良情绪呢 120
- 124. 如何安慰和帮助冠心病患者 121
- 125. 冠心病患者如何学会适当宣泄 121
- 126. 冠心病患者如何进行情绪障碍治疗 123
- 127. 冠心病患者如何进行音乐疗法 124

六、防治冠心病的西医妙招 127

- 128. 如何控制冠心病的病情 127
- 129. 治疗冠心病常用的药物有哪些 128
- 130. 冠心病发作时如何急救 130
- 131. 冠心病患者如何正确使用保健药盒 131
- 132. 冠心病患者如何长期服药 132
- 133. 冠心病患者用药有何禁忌 133
- 134. 硝酸酯类药物有哪些 134
- 135. 哪些人需服阿司匹林 135
- 136. 老年人为什么要合理应用洋地黄 136
- 137. 为什么冠心病患者不能忘服降脂药 137
- 138. 家庭使用强心药要注意什么 139
- 139. 硝酸甘油也会引发心绞痛吗 140

140. 季节交替时冠心病患者要提前输液吗……………………141
141. 冠心病如何采用介入疗法………………………………142
142. 冠心病如何采用溶栓治疗………………………………144
143. 冠状动脉可以搭"桥"吗…………………………………145

七、防治冠心病的中医妙招 …………………………………148

144. 冠心病患者可用哪些中药调治…………………………148
145. 治疗冠心病的常用内服方剂有哪些……………………152
146. 如何用中成药治疗冠心病………………………………154
147. 治疗冠心病为何不宜长期应用中成药…………………154
148. 冠心病患者如何用中药敷贴治疗………………………155
149. 冠心病患者如何药枕调治………………………………156
150. 冠心病患者如何做穴位按摩……………………………157
151. 冠心病患者如何做指压治疗……………………………158
152. 冠心病患者如何针刺调治………………………………160
153. 如何耳压调治冠心病……………………………………161
154. 冠心病患者如何艾灸调治………………………………163
155. 冠心病患者如何刮痧调治………………………………165
156. 冠心病患者如何拔罐调治………………………………166
157. 如何选用足部反射区及穴位按摩调治冠心病…………168
158. 如何选用足部药浴调治冠心病…………………………169

八、防治冠心病关键在预防 …………………………………171

159. 怎样早期发现冠心病……………………………………171
160. 什么是冠心病的一级预防………………………………171
161. 什么是冠心病的二级预防………………………………173
162. 为什么预防冠心病应从儿童开始………………………174
163. 如何警惕隐性冠心病……………………………………175
164. 如何识别冠心病发作的蛛丝马迹………………………176
165. 如何识别冠心病心衰的蛛丝马迹………………………177
166. 为什么说控制冠心病的关键在于预防…………………178
167. 预防心绞痛的关键是什么………………………………180

一、冠心病基础知识

1. 什么是冠心病

冠心病是冠状动脉粥样硬化性心脏病的简称，是指由于脂质代谢不正常，血液中的脂质沉着在原本光滑的动脉内膜上，在动脉内膜一些类似粥样的脂类物质堆积而成白色斑块，称为动脉粥样硬化病变。这些斑块渐渐增多造成动脉腔狭窄，使血流受阻，导致心脏缺血，产生心绞痛。

人的心脏在不停地跳动着，它不断地把含有养料和氧的血液泵入血管，再由血管送出以营养全身。而心脏自身也需要血液来营养，专门为心脏输送血液的血管就叫作"冠状动脉"。冠状动脉是供给心脏血液的动脉，起于主动脉根部，分左右两支，行于心脏表面，其分支及微小动脉遍布心肌之间，最终形成丰富的毛细血管网。毛细血管位于各肌纤维之间，并与之平行地走行。人心肌的毛细血管密度很高，约为2500根每平方毫米，相当于每个心肌细胞伴随一根毛细血管，两者之间的最大弥散距离为8～10微米，有利于心肌细胞摄取氧和进行物质交换。心肌肥厚时，肌纤维直径虽增大，但血管数量并没有相应的增加，故肥厚的心脏易发生血液供应不足。

冠状动脉就像一顶桂冠，覆盖在心脏的表面。如果冠状动脉狭窄或阻塞，心脏的血液供应就会减少，而不能满足心脏的需要，就会引起心脏肌肉组织的缺血、缺氧，甚至坏死，这就是我们常说的冠心病。因此，冠心病就是冠状动脉病变而引起的心脏病。因为引起冠状动脉狭窄或阻塞最常见的原因就是冠状动脉粥样硬化，所以通常意义上的冠心病就是冠状动脉粥样硬化性心脏病。我国的冠心病发病率虽然比欧美国家低得多，但近年来发病率逐渐增加。

男性人群中，年龄高于40岁者每增长10岁，其冠心病的发病率就上升1倍。女性平均发病年龄较男性晚10岁，绝经期后发病率与男性相似。男性高发年龄在50岁以后，而女性高发年龄在60岁以后。冠心病是西方工业化社会最常见的心脏病和最重要的致死病因。以美国为例，冠心病患者约600万人，占全国总人口的2.5%，每年约有50万人死于冠心病，约占人口总病死率的25%，在各种死亡原因中排名第一。在我国，随着生活水平的提高，生活方式及饮食结构的改变，冠心病的发病率呈逐年上升趋势。据卫生部1989年公布的资料，全国冠心病平均病死率为0.2%～0.3%，即每年约24万人死于冠心病，其中，急性心肌梗死占24.94%，猝死占44.12%，其他类型冠心病占30.92%。冠心病已成为我国人口死亡的主要原因之一，尤其是中老年患者。因此，在人民群众中广泛宣传普及冠心病的知识，积极预防冠心病的发生，从根本上降低冠心病的发病率和病死率至关重要。

冠状动脉病变会累及全身小动脉和引起微循环障碍，耳垂作为末端部位，是一种既无软骨又无韧带的纤维蜂窝状组织，易受缺血缺投送的影响，产生局部收缩，导致皱纹出现。中老年人如果发现耳垂处出现一条条连贯的、有明显皱褶的纹路，同时伴有胸闷、心悸、心前区疼痛等症状时，应警惕冠心病的可能性，及时去医院做检查。

❋2. 冠心病与动脉粥样硬化有什么关系

冠心病是冠状动脉粥样硬化引发的，而动脉粥样硬化是全身动脉系统的病变，因此，有必要了解动脉粥样硬化是什么。

动脉粥样硬化是指动脉发生了非炎症性、退行性和增生性的病变，导致管壁增厚变硬，失去弹性和管腔缩小。它仅发生在大型弹力动脉（如主动脉）和中型弹力动脉（如冠状动脉、脑动脉和肾动脉等），受累动脉的病变从内膜开始，由于一系列原因引起动脉内膜中脂质（尤其是胆固醇）以及其他成分的灶性堆积，外观呈现黄色粥样，故称动脉粥样硬化。现代细胞分子生物学技术显示，动脉粥样硬化病变都具有平滑肌细胞增生，大量胶原纤维、弹性纤维和蛋白多糖结缔组织基质形成，以及细胞内外脂质积聚的特点。

动脉粥样硬化并不能简称为动脉硬化，因为动脉硬化除了动脉粥样硬化外，还包括动脉中层钙化和小动脉硬化。动脉中层钙化常发生于老年人，多累及中型动脉，常见于四肢动脉，尤其是下肢动脉，引起管壁中层退行性变化和钙质沉着，从而使血管变硬，但一般不影响血液供应，且常不发生明显的临床症状。小动脉硬化发生于末梢小动脉，一般均为高血压的直接后果。长期高血压可使周身小动脉管腔狭窄，管壁变厚、僵硬，甚至失去弹性，但并无类似粥样的"斑块"隆起。小动脉硬化对脑和肾血液供应影响最大。可见，动脉硬化是一个更大的概念，动脉粥样硬化仅是动脉硬化的一种。

动脉粥样硬化的病理变化主要累及体循环系统的大、中型动脉，使其管壁增厚，失去弹性和管腔狭窄，历经一个十分漫长的过程，最终导致脑卒中、心肌梗死，甚至猝死而危及患者的生命。其具体的病理变化，根据病变严重程度，分为三种类型，即脂质条纹、纤维斑块和复合病变。

脂质条纹是动脉粥样硬化的早期病变。正常动脉的内膜附有一层内皮细膜，是非常光滑的，在动脉粥样硬化发生之前，常见有内皮细胞损伤或剥脱，内膜通透性增加，少量脂质得以入侵，在动脉内膜形成数毫米大小的黄色脂点或长度达数厘米的黄色脂肪条纹，此期称脂质条纹期，常见于青年人，甚至幼年即有发生，最早可见于新生儿。其特征是内膜的平滑肌细胞呈灶性积聚，细胞内外有脂质沉积。脂质成分主要是胆固醇和胆固醇酯。由于脂质条纹是一平坦的内膜病变，本身不使受累动脉阻塞而引起临床症状。它可能继续发展为粥样硬化斑块，也可能在一定条件下停止发展或消退。不过，从预防的观点来看，早期病变时就应该重视，而不要到中老年粥样斑块形成之后才治疗。

纤维斑块是进展性的动脉粥样硬化的特征性病变。随着病情进展，许多吞噬脂质的细胞堆积，这些细胞可能因胞质变化、环境改变、缺氧等而逐渐崩解，失去生命，导致脂质从中离解出来，成为一堆软的粥状物质。其中，主要成分有胆固醇、磷脂、三酰甘油的β脂蛋白和崩解的细胞碎片。有的病灶也可看到胆固醇结晶。随着脂质的不断沉积和结缔组织的大量增生，脂点、条纹逐渐融合成片，更加明显地向内膜表面隆起，形成黄色的粥样斑块，周围纤维组织也逐渐增多，并在斑块表面形成纤维帽，此期即为纤维斑块期。粥样斑块多向动脉内膜壁凸起，病变严重者，造成血管狭窄或闭塞，影响血液循环，表现出一定的临床症状。此期也可在一定时期内保持斑块的相对稳定。

复合病变是由于纤维斑块合并出血、钙化，细胞坏死、破裂和附壁血栓形成而发生的变化，它常伴有动脉阻塞性疾病。有学者认为，纤维斑块的溃疡、出血和附壁血栓的形成是引起顽固型心绞痛的主要机制之一，一般认为病变发展到这个时候是无法逆转的。

动脉粥样硬化发生在大动脉病变并不是十分广泛和严重时，一般不至于引起血液循环障碍而造成严重的临床症状。但冠状动脉是中动脉，原来的管腔就不太大，管壁上长了粥样斑块，很容易使动脉狭窄或阻塞，以及血栓形成或脱落，造成管腔闭塞，血流受阻，而心肌所需要的大量的营养和氧气就是靠此管道供给的，一旦血液供应不足，必将影响心脏的功能，导致心肌缺血缺氧或梗死。所以有人把冠心病称为缺血性心脏病，在一定意义上说是对的，但不够准确，因为导致心肌缺血的还包括其他冠状动脉疾患，如冠状动脉的其他栓塞、夹层动脉瘤、冠状动脉炎、梅毒性主动脉炎累及冠脉开口、代谢性病变影响小冠状动脉和创伤等。因此，冠状动脉粥样硬化是缺血性心脏病的最常见类型，但不是全部，它隶属缺血性心脏病。本病的发生与冠状动脉粥样硬化狭窄的程度和支数有密切关系，但少数年轻患者冠状动脉粥样硬化虽不严重，甚至没有发生粥样硬化，也可以发病。而一些老年冠状动脉粥样硬化性狭窄虽较严重，却并不一定有临床症状，这是应加以注意的。

一般说来，冠状动脉粥样硬化狭窄程度与临床发病密切相关。其狭窄程度，依据管腔横断面减少的情况分为四级：一级，血管腔减少25%以下；二级，血管腔减少26%~50%；三级，血管腔减少51%~75%；四级，血管腔减少76%以上。从年龄上看，10岁以前见到的主要是早期病变，很少发生粥样硬化。10~19岁见到的主要是一级病变。20~39岁是粥样硬化的发展时期。引起临床症状的严重病变多发生在40岁以后。通常一、二级粥样硬化并不引起明显的冠状动脉血液量的减少，除合并冠状动脉痉挛外，与冠心病发病并无直接影响。三级以上的狭窄与冠心病的发病有直接关系。

我们知道，心肌对冠状动脉血氧的摄取率很高，冠状窦内的静脉血氧含量甚低，当体力活动增加，心脏负荷加重，需要更多的营养时，主要靠增加冠脉血液量以满足需要。冠脉有很大的储备能力，最高血液量可达安静状态的10倍之多。严重动脉粥样硬化时，管腔狭窄，管壁变硬，或因其功能改变而容易发生痉挛。根据液体流经管腔，其流量与直径的4次方呈正比例的定律计算，如其他条件不变，管腔直径减少50%，血液量将减少为原有的1/2。

因此，三级以上的冠状动脉粥样硬化，很容易因斑块出血、水肿、血栓形成或血管持久痉挛、管腔突然狭窄或闭塞、冠状动脉血流锐减或中断等原因，发生急性冠心病或急性心肌梗死。

3. 为什么说冠心病是健康的第一杀手

我国的冠心病发病率虽比欧美国家要低得多，但近年来，冠心病在中国的发病率和病死率呈迅速上升趋势，是中国居民死因构成中上升最快的疾病，已成为威胁中国公众健康的重要疾病。研究显示，1998~2008年，中国男性冠心病发病率较以往同期增加了26.1%，女性增加了19.0%。虽然目前冠心病在中国的发病率和病死率仍未超过世界平均水平，但由于中国人群主要冠心病危险因素包括高血压、高血脂、糖尿病、肥胖等的不利变化,中国距成为一个冠心病发病大国为时不远。因此,在人民群众中广泛宣传普及冠心病的知识,积极预防冠心病的发生,从根本上减少冠心病的发病率和病死率至关重要。

冠心病是指供给心脏营养物质的血管——冠状动脉发生严重粥样硬化或痉挛,使冠状动脉狭窄或阻塞,以及血栓形成造成管腔闭塞,导致心肌缺血缺氧或梗死的一类心脏病。其临床病症包括心绞痛、心律失常,急性心肌梗死,心力衰竭和心搏骤停等。中国每年死于各种冠心病的人数估计超过100万人。

冠心病的主要危险因素在中国人群中得到证实的包括高血压、吸烟、血脂异常、糖尿病、超重和肥胖、年龄和性别。冠心病多发生在40岁以后,男性多于女性,脑力劳动者多于体力劳动者,城市多于农村。随着生活方式的改变,近年来中国冠心病患病年龄还呈现出年轻化的趋势。

冠心病和肿瘤、脑血管疾病并称人类健康的三大杀手。目前,冠心病的发病率以每年20%的速度在增长,且逐年年轻化。冠心病患者已呈年轻化趋势,且数量逐年上升,而冠心病也居于心血管疾病中的首位。其主要原因是近几年来人们生活节奏加快,工作压力过大,生活不规律,饮食不科学,烟酒过量等,导致高血压、高血脂、糖尿病等疾病,最后引发冠心病。

高血脂、高血压、糖尿病和吸烟是导致冠心病的四大危险因素。其中,糖尿病是冠心病最主要的致病性危险因素。而目前30岁以上人群中高血脂、高血压、高血糖的数量不少。他们平时没有症状,甚至没有任何不适,但都有发生冠心病的可能。因为以上"三高"对身体的损害是一个缓慢的、逐渐加重的隐匿过程。因此,当经常出现头晕、胸闷气短、睡眠不安等症状时,一定要关注自己的血脂、血压及血糖状况。中老年人应每年进行一次健康检查,以便及时了解和调整。

冠心病的主要类型是心绞痛、心肌梗死。其主要症状是胸痛、胸闷、有憋气感、出冷汗等,尤其是上楼梯、劳动情况下,症状会更严重。在冠心病的治疗上,有这样一句话:"时间就是心肌,时间就是生命。"可以说,对冠心病的治疗必须分秒必争。

控制高血脂、高血压、糖尿病和吸烟这"四大危险因素"是目前预防冠心病的首要方式，尤其是血脂应调整好。平时低脂低盐饮食，适量运动，戒烟戒酒控制体重；调节情绪，保持身心平衡和良好的心态；坚持体育运动，防止肥胖。而已经诊断为冠心病的患者应坚持长期服药、终身服药，平时生活中避免剧烈的活动，不能太用力，不能情绪太兴奋，严格控制血压。

4. 冠心病如何分类

临床上常将冠心病分为隐匿型冠心病、心绞痛型冠心病、心肌梗死型冠心病、心肌硬化型冠心病、猝死型冠心病五个类型。

（1）隐匿型：患者有冠状动脉硬化，但病变较轻或有较好的侧支循环，或患者痛阈较高因而无疼痛症状。

（2）心绞痛型：在冠状动脉狭窄的基础上，由于心肌负荷的增加引起心肌急剧的、短暂的缺血与缺氧的临床综合征。

（3）心肌梗死型：在冠状动脉病变的基础上，发生冠状动脉供血急剧减少或中断，使相应的心肌严重而持久地急性缺血导致心肌坏死。

（4）心肌硬化型：心肌纤维化，心肌的血供长期不足，心肌组织发生营养障碍和萎缩，或大面积心肌梗死后，以致纤维组织增生所致。

（5）猝死型：患者心搏骤停的发生是由于在动脉粥样硬化的基础上，发生冠状动脉痉挛或栓塞，导致心肌急性缺血，造成局部电生理紊乱，引起暂时的严重心律失常所致。

以上五个类型的冠心病有时可合并出现。因原发性心搏骤停而死亡，多为心脏局部发生电生理紊乱引起严重心律失常所致。冠心病的不同表现与冠状动脉病变不同造成局部心肌血流量减少的形式有关，如因动脉结构改变造成血管腔狭窄限制血流量的增加就可发生心绞痛。如果血管腔闭塞使心肌无血液供应就发生心肌梗死。而猝死则可能是由于斑块的表面有血小板聚集，当微小的血小板栓子脱落，产生小范围心肌严重缺血，导致心肌电不稳定发生心室颤动，从而发生悲剧。

✽ 5. 冠心病是由哪些原因引起的

冠心病可能是由多种原因引起的疾病。这些原因包括：年龄（40岁以上的中老年人多患此病）；性别（妇女绝经期以后，发病率逐渐上升，60岁以后发病率高于男性）；职业（脑力劳动者的发病率高于体力劳动者）；高脂血症；原发性高血压；糖尿病；吸烟；肥胖；饮食习惯（高盐、高糖、高脂肪、高胆固醇）；遗传（有冠心病家族史）；A型性格（比较争强好胜，平常行事匆忙，有一种紧迫感，脾气急躁，对生活有一种不满足感，易焦急和神经过敏等）；某些微量元素缺乏（如铬、锌、硒等）。

动脉粥样硬化的形成非常复杂，在内外因素长期反复作用下，损伤动脉内膜表面的内皮细胞，使动脉内膜的平滑性和连续性受到破坏，血液中的脂质从受损的内膜侵入并沉积于内膜下面，同时血小板也在此聚集并被激活，释放出生长因子促使细胞生长分裂，损伤的内皮细胞也释放内皮素刺激细胞生长分裂，造成内皮细胞和动脉中层平滑肌细胞增殖，并进一步分泌多种生长因子合成胶原等细胞外基质，巨噬细胞也在局部聚集，上述平滑肌细胞和巨噬细胞又吞噬大量脂质，衍变成泡沫细胞，最终形成粥样斑块。动脉内膜长期反复的损伤，导致脂质不断沉积和细胞持续增生，使病变逐渐扩大。动脉粥样硬化主要的影响是隆起的粥样斑块或形成血栓造成动脉管腔狭窄或闭塞。当冠状动脉受累时可造成心肌供血减少而引起心肌缺氧或坏死，形成心绞痛或心肌梗死。脑动脉粥样硬化引起脑供血不足，出现眩晕、头痛，严重者可引起脑萎缩发生痴呆，脑动脉内血栓形成即出现半身不遂；肾动脉粥样硬化即引起肾脏缺血发生顽固性肾性高血压。肠动脉粥样硬化可引起餐后腹痛。下肢动脉粥样硬化可引起行走时下肢疼痛，严重者趾端坏死。诊断急性心肌梗死的主要依据为持续性胸痛、急性心肌梗死的心电图序列演变经过、血清酶学检查的连续动态变化，只要其中有两条相符，即可确诊。

动脉粥样硬化主要是发生在一些大中型动脉，如脑动脉、冠状动脉、下肢股动脉等。它的发生因素主要是与人血中的脂质成分代谢有关，当血中某些脂质成分高于正常时容易发生动脉粥样硬化，而且这类脂质浓度越高，发生机会就越多，程度就越重。此外，动脉粥样硬化还与原发性高血压有关。因此，预防高脂血症，避免高血压病是预防动脉粥样硬化的关键因素。

6. 年龄与冠心病有何关系

冠心病在中年以上比较多见。我国人常于40岁以后发病，平均初发年龄为46.6岁，西方国家约比我们提前10年。美国心脏病协会统计显示：30岁以后，每增加10岁，心脏病病死率几乎增加1倍。50%的心脏病发作者在65岁以上，80岁以上的老年人有1/3以上死于心脏病发作。这说明，随着年龄的增长，冠心病发病率和病死率均相对增高，这是无法控制的因素。虽然如此，也并非所有老年人必患此病，个体之间存在很大差异，如尸检证明，70岁以上的老年人也可没有病变，提示年龄因素是可以避免的。另外，防治冠心病也并非要等到中年，在某些个体（尤其是家族性脂质代谢失常者）则可在青少年时期即出现严重的动脉粥样硬化症。根据国内尸检报告，最年轻的冠心病猝死患者为一名20岁的女性患者。而冠状动脉粥样硬化病变的年龄可能更早些，中国医科院阜外心血管病医院等单位的科研人员选取327例15～39岁北京、南京、宁波渔区居民非正常死亡者的新鲜心脏标本，进行病理生理学比较性研究，结果显示肾脏粥样硬化病变总检出率达68.3%。广州军区病理协作组资料：冠状动脉粥样硬化病变，从10岁起，每增加10岁，其阳性率也递增约1倍，如10～19岁阳性率为21.1%；20～29岁则为42.9%；30～39岁达61.5%；40岁以上各年龄组的阳性率均在80%以上。

由此看来，年龄是冠心病的重要危险因素，且是不可逆的，但不是绝对的因素。预防应当从青少年开始，中老年更加重视，但不可丧失信心，因为年龄并非冠心病发病的直接诱因。冠心病是机体及动脉壁结构、功能、代谢特点及外界影响等各种因素综合作用的结果。

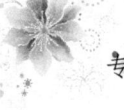

7. 性别与冠心病有何关系

根据世界各国的流行病学统计，不论什么种族，也不论什么生活环境，冠心病的患病率一般是男性高于女性。住院冠心病患者男女性别差距显著，男女之比为2～5∶1。这种男女差别主要发生在50岁之前。女性在50岁之前，冠状动脉粥样硬化病变较男性相比轻且进展缓慢，但在50岁之后，即进入更年期，冠心病的发病率明显上升，甚至赶上男性。美国1979年的统计资料显示，35～44岁男性白种人冠心病的病死率是女性的5.2倍，65～74岁男性白种人冠心病的病死率是女性的4倍，白种人中女性冠心病病死率随年龄增长的趋势比男性晚10年。这种差别，一般认为与女性激素有关，女性在50岁以后病变发展快，是因更年期后失去女性激素的保护。有资料表明，女性自然绝经后，血清胆固醇（绝经前明显比男性低）迅速赶上男性，妊娠期血清胆固醇逐渐上升，以第31～33周为最高，在月经周期中，排卵期女性激素分泌最多，血清胆固醇含量下降。女性激素分泌增多的乳腺癌患者，动脉粥样硬化程度较轻。当然，人们又研究发现，仅仅内源性女性激素有防治作用，服用大量外源性女性激素反而有不良影响。

另外，男性的不良生活习惯如吸烟、酗酒及刚烈、争强好胜的性格等因素多于女性，这些也是男性比女性易发冠心病的原因。

8. 体重与冠心病有何关系

许多资料表明，肥胖者易患冠心病，尤其是短期内发胖或重度肥胖者发病率更高。Framingham以超重35%为标准比较发现，冠心病中肥胖者和体瘦者分别占49.2%和10.1%，多数先发生肥胖，7～8年后发生冠心病，50岁以下过度肥胖的女性是同一年龄组正常体重女性患病风险的2.5倍以上。肥胖男性的情况也与之类似。

体重超重易患冠心病是因为：①肥胖者摄取过多的热量，在体重增加的同时，使心脏负荷增加和血压升高，从而增加心肌耗氧量；②高热量的饮食习惯，使胆固醇、三酰甘油和血压升高，促使冠状动脉粥样硬化的形成和加重；③肥胖者体力活动减少，妨碍了冠状动脉粥样硬化侧支循环的形成；④肥胖者常使胰岛素的生物学作用在某些人群中被削弱，即这些人的机体对胰岛素产生抵抗，为了维持较正常的血糖水平，便形成高胰岛素血症，最终导致机体血糖升高、血浆纤维蛋白原升高、HDL降低，胰腺在长期的高负荷压力下，分泌胰岛素的功能逐渐减弱以致衰竭，形成了糖尿病。糖尿病、高脂血症、高纤维蛋白原血症等，无一不是导致动脉粥样硬化的危险因素，于是超重者冠心病便接踵而至。

因此，我们应当认识到肥胖所带来的多种危害，调整合理的膳食结构，控制热量摄入，加强体育锻炼，防止肥胖，以清除冠心病产生的土壤。尤其是近年来，人们的生活水平提高了，高脂肪、高热量的膳食结构基本占据了饮食的主导地位，加上体力劳动的减少等，更要注意肥胖这个问题。

❋ 9. 遗传与冠心病有何关系

大量流行病学资料研究结果表明，冠心病发病具有明显的家族性。父母之一患冠心病者，其子女患病率为双亲正常的子女的2倍；父母均患冠心病者，其子女患病率为双亲正常的子女的4倍；若双亲在年轻时均患冠心病，其近亲得病的机会可5倍于无这种情况的家族。Epstein估计近2/3的冠心病家族性聚集，可归因于血压和血清胆固醇水平家族性特征。Dentsher等观察到双亲冠心病后代往往伴有高血压与高血糖。家系和孪生调查研究冠心病的发病机制中，也表明是遗传和环境因素相互作用的多因素型遗传。因此，如果你的家族中冠心病发病率较高，但你如果注意不承传前辈的不良生活习惯，就有可能大大减少发病的机会。

❋ 10. 性格与冠心病有何关系

为了判定不同个性对心脏病的危险性，可将人的性格分为两种：A型性格和B型性格。研究人员把A型性格定义为快步调的、急躁的、侵略性的、竞争性的和急于求成的,也就是那些有很强的时间观念和雄心者。相反,研究人员将B型性格定义为轻松、容易相处、懒散、退缩的行为模式。早期研究表明,A型性格的人患冠心病的风险比B型性格的人多2～3倍;近期研究则强调,A型性格中的敌对性格特征与心脏病的发生有关。据调查,患冠心病的人中70.9%为A型性格。

研究表明,冠心病与心理紧张有关。研究人员通过大量研究人的心理活动与疾病的关系后发现,心脏病患者几乎都是一些思想敏锐而雄心勃勃的人,这些人大脑皮质容易发生紊乱,自主神经功能失调,使交感神经兴奋,儿茶酚胺分泌过多,心率加快,心肌氧耗量增加;同时,促使血小板聚集,增大血液黏稠性和凝固性,也可以导致脂质代谢紊乱,使血脂增高;或自主神经功能紊乱,导致冠状动脉痉挛等。如果人们长期地、反复地处于紧张状态中,在这些因素作用下,极易形成冠心病。而且,A型性格者血液中胆固醇、三酰甘油、去甲肾上腺素、睾酮等水平均升高,这些与冠心病的形成和发展均有密切关系。1978年美国心肺与血液研究所确认,A型性格是冠心病的危险因素。

11. 吸烟与冠心病有何关系

吸烟对心血管有不良影响,被认为是冠心病的三大危险因素之一(另外两个因素是高血压和高血脂)。

我国流行病学调查资料表明,大量吸烟者比不吸烟者的冠心病发病率高2.6倍以上,心绞痛发生率高3.6倍以上。也有资料证明戒烟后冠心病发病率可减少50%。吸烟已被确认为冠心病的独立危险因素,尤其是每日吸烟超过10支以上者。分析表明,吸烟者年龄越小,危险性越大。

为什么吸烟与冠心病的发病率和病死率有如此密切的关系呢?这是因为烟草燃烧时释放的烟雾中所含的多种化学物质对人体产生多种生物学作用,造成了危害。与冠心病有关的化学物质有10余种,能激惹和加重冠心病发病的主要成分是尼古丁和一氧化碳。

吸烟后，动脉血中一氧化碳会升高。一般吸烟者的碳氧血红蛋白为5%左右，吸烟多的人可高达15%。一氧化碳同血红蛋白结合，就会减少氧同血红蛋白的结合，导致动脉壁缺氧，使动脉壁水肿，促进脂质渗入和沉着，促发动脉粥样硬化，特别是心肌缺氧，容易诱发心绞痛和心肌梗死。此外，在有碳氧血红蛋白存在的情况下，氧从氧合血红蛋白中分解的能力减弱，加剧心肌缺氧。

尼古丁，又称烟碱，是主要的成瘾源。尼古丁作用于交感神经系统，使心跳加快、血压升高，并刺激肾上腺，促使其释放更多的儿茶酚胺，从而增加心肌的应激性和心率，引起血管收缩和血压升高；同时促进血小板的黏附和纤维蛋白含量增加，有利于血栓形成，从而堵塞小动脉。尼古丁对心脏的刺激作用使心脏的负荷增加，心肌氧耗量增加，造成动脉壁和心肌缺氧。尼古丁还可刺激心脏的传导系统，诱发心动过速和其他类型的心律失常。

另外，吸烟能诱发冠状动脉痉挛，使冠状动脉中的血流减慢，血液量减少，血液的黏滞度增加，导致心肌缺氧，甚至引起心肌梗死。

✱12. 为什么高血压病患者易罹患冠心病

高血压是冠心病的主要病因之一。世界卫生组织曾发表过美国5个地区对7065名无冠心病、平均年龄为48.5岁的人群进行长达8.6年的研究的资料。该资料指出，冠心病的发病率和病死率随血压的升高而增加，高血压是冠心病的一个独立的、不依赖其他已知危险因素而起作用的发病因素。我国的流行病学调查资料证实，高血压组合并冠心病者较血压正常组高2~4倍，我国冠心病患者70%以上合并高血压。

冠心病的病理基础是冠状动脉粥样硬化。动物实验证实，有高血压的动物的动脉粥样硬化病变比血压正常的动物发展得快而且严重。同时，大量尸检也证实，血压较低的肺动脉不会发生粥样硬化，而生前有"肺动脉高压症"的患者，其肺动脉则可能发生粥样硬化。这是因为高压血流长期冲击血管壁，必然引起动脉血管内膜的机械性损伤，血管张力的增高，也易导致弹性纤维断裂，并且血压

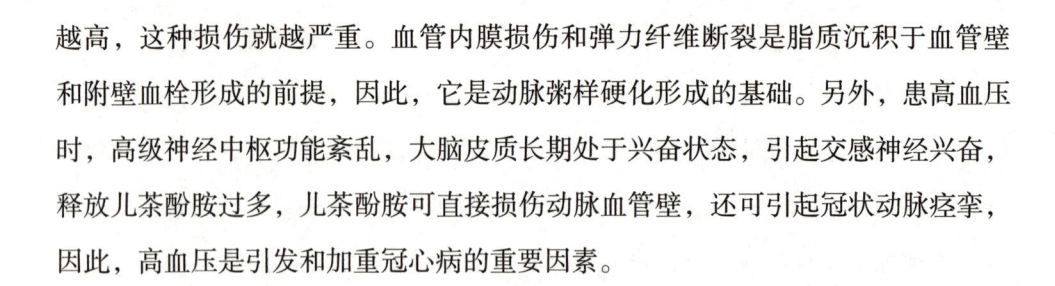

越高，这种损伤就越严重。血管内膜损伤和弹力纤维断裂是脂质沉积于血管壁和附壁血栓形成的前提，因此，它是动脉粥样硬化形成的基础。另外，患高血压时，高级神经中枢功能紊乱，大脑皮质长期处于兴奋状态，引起交感神经兴奋，释放儿茶酚胺过多，儿茶酚胺可直接损伤动脉血管壁，还可引起冠状动脉痉挛，因此，高血压是引发和加重冠心病的重要因素。

13. 为什么血脂高的人易罹患冠心病

血脂是指血浆或血清中所含的脂类物质。主要包括胆固醇、三酰甘油、磷脂、游离脂肪酸等。血清总胆固醇与三酰甘油过去曾作为冠心病的诊断指标。

胆固醇在血液中与脂蛋白结合形成极低密度脂蛋白（VLDL）、低密度脂蛋白（LDL）与高密度脂蛋白（HDL）三种脂蛋白。血清总胆固醇中主要是低密度脂蛋白胆固醇（LDL-C）对动脉粥样硬化产生不良影响，由于血清总胆固醇中，约2/3为低密度脂蛋白胆固醇，其他脂蛋白成分较少，故血清总胆固醇仍能反映LDL-C的水平高低。HDL则可清除沉积在血管壁上的胆固醇，并将其运到肝脏去，扮演"清道夫"的角色。因此，低密度脂蛋白胆固醇低、高密度脂蛋白高是有利于健康的，高脂血症之所以形成动脉粥样硬化，主要是因为血中各类脂质的含量失去了正常的平衡状态，使血清总胆固醇升高，使冠心病的发病率上升。临床实践证明，当血清总胆固醇高于200mg/100ml时，冠心病发病率即上升，达到260mg/100ml时，比200mg/100ml时发病率高7倍，病死率高2倍。某些研究表明，总胆固醇或低密度脂蛋白胆固醇水平降低1%，冠心病死亡危险减少2%。

三酰甘油血内水平曾作为冠心病的诊断指标之一，然而作为独立的危险因素仍有争论。有人认为，高三酰甘油血症致动脉粥样硬化的可能性，影响高密度脂蛋白胆固醇的浓度和低密度脂蛋白胆固醇水平，引起动脉粥样硬化的基本原因可能就是三酰甘油的升高。高三酰甘油血症患者餐后乳糜微粒状态进入循环，显然对某些人清除脂肪能力是一个负担，延迟清除饮食中的脂肪，如餐后的高血脂症，就会导致三酰甘油进入动脉细胞，结果细胞内涌入大量的三酰甘油，并发展为可致动脉粥样硬化的泡沫细胞，从而增加发生冠心病的危险性。

还有资料显示，55%的男性冠心病患者高密度脂蛋白胆固醇低于35mg/100ml，与超过65mg/100ml者相比，冠心病多8倍，也没有一个冠心病患者高密度脂蛋白胆固醇超过65mg/100ml。多变量分析结果，高密度脂蛋白胆固醇对冠心病危险度的影响为低密度脂蛋白胆固醇的2倍。高密度脂蛋白胆固醇增加10mg/100ml，发生冠心病的危险性降低50%，易患性降低10%。研究表明，高密度脂蛋白胆固醇与冠心病的发病率呈强负相关。因为高密度脂蛋白胆固醇把胆固醇运离组织，并抑制细胞对低密度脂蛋白胆固醇的摄取，阻止了胆固醇在细胞内的积聚，对冠状动脉起保护作用，从而减少其他因素如三酰甘油及低密度脂蛋白胆固醇等的危害性。

14. 糖尿病与冠心病有什么关系

糖尿病是冠心病的独立危险因素，也就是说，单有糖尿病而不需要合并其他因素就足以引起冠心病，这已被国内外学者所公认。据流行病学研究证实，在糖尿病患者中，无论男女、不同年龄组，其冠心病的发病率都是糖尿病组高于非糖尿病组，尤其是女性患者，冠心病发病率为非糖尿病组的3倍。据日本人的糖尿病死因的分析，其中合并冠心病者男性达40%，女性则达65%。研究表明，血糖增高者心肌梗死的发病率2倍于血糖正常者。

糖尿病是否可以直接导致冠心病，其作用机制尚不十分清楚。但是，糖尿病的前期演变过程中，往往存在着抗胰岛素性，即胰岛素预期的生理作用降低，也就是耐糖量低下。为了保证血糖水平正常，迫使分泌胰岛素的胰腺B细胞负荷增加，较正常人高几倍，甚至几十倍，引起高胰岛素血症，这样导致：①血液中大量的胰岛素作用于肝脏内脂肪酸促进三酰甘油合成增加与极低密度脂蛋白胆固醇增多，同时也有不同程度的胆固醇水平上升，与高密度脂蛋白胆固醇水平的降低，产生脂质代谢紊乱。②高胰岛素血症还通过水钠潴留，兴奋交感神经，改变细胞膜上离子的转移，以及刺激平滑肌细胞的生长等多种因素，使血压上升。

③引起肥胖，最终又导致了血糖升高。这些又都促进动脉粥样硬化的形成。

另外，糖尿病患者的神经系统常常受到损伤，尤其是神经末梢受损，痛阈升高，使得冠心病的某些临床症状出现较迟，甚至掩盖临床症状，即使发生了严重的心肌缺血，疼痛也较轻微而不典型，甚至没有心绞痛症状，无痛性心肌梗死的发生率高，而且休克、心力衰竭、猝死的并发症也较多，预后严重。因此，糖尿病患者尤其要严防冠心病的发生，科学地控制血糖，定期检查心脏。对于未患糖尿病者，也要注意是否存在抗胰岛素性，有效预防冠心病。

❋15. 冠心病患者有何临床表现

由于冠心病患者的年龄、性别、体质状态、敏感程度、病情进展程度和侧支循环建立情况的差异，使临床表现千差万别，多种多样。最初患者可无任何症状或不适，偶尔在查体时发现，心电图有缺血型改变，提示患者患有"隐匿型冠心病"，或存在"无症状心肌缺血"，应提高警惕，定期复查，并给予积极的防治。若冠状动脉粥样硬化病变进一步发展，管腔狭窄程度大于3/4时，便可严重影响心肌供血而发生心绞痛。心绞痛最常见的诱发因素是体力活动和情绪激动。饱餐是诱发心绞痛的另一个常见因素，该因素可单独诱发，类似的情况还可见于便后。多数患者每次发作的诱因、症状相似，但随着病情的进展，有进行性加重趋势。还有的患者，心绞痛发作与心肌耗氧量无关，常常发生于安静平卧状态，如患者在夜间睡眠中突然发作，被迫坐起以取得缓解，也可发生于午休或白天平卧时，此即卧位型心绞痛，预示患者有严重多支冠状动脉阻塞性病变，易发生心肌梗死。有些患者在心绞痛发作时还伴有呼吸困难、心悸、恶心、出汗、眩晕、面色苍白，甚至意识丧失等。如冠状动脉血流突然中断所发生的急性心肌梗死，胸痛更剧烈，持续时间更长，含服硝酸甘油无效。还有的冠心病患者，无胸痛发作，仅表现为各种类型的心律失常，除非进行冠状动脉造影证明冠状动脉狭窄的存在，否则冠心病的诊断是臆测性的。40岁以上的中老年人出现上述情况时应立即去医院就诊。此外，在越来越多的心脏性猝死患者中，50%以上的患者是因冠心病引起的，这些患者年龄多不太大，患者过去可能有或无心脏病病史，发病前也常无任何症状或不适，因而很少能引起患者或医师的注意。

（1）心绞痛：在很大程度上，心绞痛是最常见的早期冠心病症状，其表现具有以下特征：疼痛多在胸骨后或心前区，少数可在心窝部，常向左臂前面内侧放射至环指及小指，也可向咽喉、下颚、颈项、肩胛部位放射，故部分患者可仅以咽喉有堵塞感，或牙痛，或颈项酸痛，或肩胛疼痛为其首发症状，而在临床上容易造成漏诊、误诊；疼痛呈紧迫压榨性，剧痛多伴有濒死感或恐惧感，持续数秒至数分钟，一般很少超过15分钟。部分老年人因痛觉迟钝，劳动时可不出现典型的心绞痛发作，而代之以气急、憋闷感，或疲倦感，严重时主要表现为呼吸困难而没有任何疼痛的主诉。

（2）心肌梗死：心肌梗死是心绞痛发展恶化的结果。以剧烈而持续的胸痛伴出汗为典型起病表现，其疼痛部位、性质和放射性与心绞痛相似，但心肌梗死的疼痛，多无明显诱因，常发生在休息时；疼痛程度剧烈而持久，多在1~2小时，或持续数小时，甚至几天以上；含服硝酸甘油不能缓解；常伴有焦虑不安，面色苍白，大汗淋漓，胸闷气喘，脉率不规则。但老年人脏器老化，储备功能减退，对疼痛的感受性不灵敏，故老年人心肌梗死常不具备上述典型表现，而以下列各组症状为其一开始的表现：①呼吸困难。凡老年人突然出现频繁或持续的胸闷憋气，气喘不能平卧，伴剧烈咳嗽、咳泡沫痰、口唇发绀、烦躁、大汗淋漓，就应怀疑急性心肌梗死。随着年龄增长，以单一的突然发作的呼吸困难就诊者更为常见。特别是80岁以上老人，既往无慢性气管炎史者，突然出现不明诱因的哮喘要高度警惕急性心肌梗死的可能。②胃肠症状。老年急性心肌梗死患者，常以原因不明的上腹不适或上腹痛、食欲减退、腹胀、恶心、呕吐、呃逆等为急性心肌梗死的首发表现。从无消化道疾病的老年人，突然出现上腹痛，或下腹痛伴有腹胀、腹泻等，应考虑是否发生了心肌梗死。③脑循环障碍。突然出现意识模糊、语言障碍、头晕、头痛、晕厥、偏瘫在老年急性心肌梗死中并不少见；此外，猝死也为老年急性心肌梗死的主要表现形式之一。

（3）猝死：从发病到死亡不足6小时者统称为猝死，是冠心病最严重的表现形式。55~65岁为其发病年龄的高峰。猝死在每年以10月、11月、12月和1月最多，患者表现为突然意识丧失，面色青灰，全身弛缓，口唇、指端渐至周身出现发绀，抽搐，脉搏消失，呼吸断续，瞳孔散大固定。猝死前常有极度疲乏的表现。

16. 冠心病患者的心力衰竭有什么表现

有的冠心病患者在夜间睡眠时感到憋气，需要坐起来一会儿才会感觉舒适，还有的患者会夜间憋醒，胸闷、气短，甚至咳嗽，被迫坐起来大口喘息，这种现象被称为"夜间阵发性呼吸困难"，是左心衰竭的表现。轻度急性左侧心力衰竭的患者发病后坐起或站立一段时间后可以平静下来，继续入睡，而发病较严重的患者则出现不能平卧，且有一阵一阵断续的剧烈咳嗽、喘气、咳痰，痰可呈粉红色，甚至口角向外涌出粉红色的泡沫痰，患者口唇呈青紫色。除夜间会出现以上表现，在白天，当患者在某些诱因的作用下，也会出现左侧心力衰竭。这些诱因包括血压升高、体力活动量不适当、用药不当、肺部感染等。

有些冠心病患者，在发生左侧心力衰竭后继而出现右侧心力衰竭的症状，如双下肢水肿（用手指按压在小腿前侧，可以出现凹陷，也称"指凹性水肿"）、心悸、气短，之后可逐渐出现尿少、恶心、呕吐、腹胀、食欲缺乏、失眠、头晕，有的患者还可以出现喜睡等表现。

17. 冠心病患者的心律失常有什么表现

冠心病患者的心律失常需要做心电图才能明确诊断。

正常人的心率为60~100次/分，低于60次/分则称为"心动过缓"。部分患者就会出现头晕、乏力、恶心、胸闷、眼前发黑，严重的患者可出现突然晕倒，肢体抽搐等。这些都是由于心率过慢，心脏、大脑得到的血液供应过少而引起的。

另一种情况是心率快于100次/分，称为"心动过速"。患者发生心动过速时可突然有"揪心"的感觉，有时感觉心里突然"咯噔"一下，此时，如果摸一摸自己的脉搏，会发现偶尔有几次提前，或有几次漏跳。有的患者在劳累或休息的时候会感到心悸，心怦怦地跳，像擂起的战鼓，又像脱缰的野马，感觉心脏一下子提到了嗓子眼儿，同时胸闷、头晕、眼花，有的甚至面色苍白，出冷汗，甚或突然晕倒，此时，摸摸脉搏会跳得很快，每分钟超过了100次，有的快慢不一致，强弱不等。

18. 当身体出现哪些症状时就应去医院就诊

如果能早期发现冠心病，早诊断、早治疗，那么所获得的疗效将会好得多，病情的发展也会得到控制。不妨看看自己有没有下面的情况：活动时出现心悸、胸闷、气短，休息后自行缓解；劳累、紧张、受凉时出现胸骨后或左胸疼痛，且疼痛呈闷痛或紧缩样疼痛，并向左肩、左上肢、左背部放射，每次持续3~5分钟，休息后病情可自行缓解；活动时反复出现牙痛、腿痛、头痛；饱餐时，寒冷或紧张时出现胸痛、心悸等不适；用力排便时出现心悸、气短、胸闷、胸痛等不适；夜间睡觉时出现胸闷、憋气、咳嗽，需坐起或垫高枕头才感到舒适的，或熟睡时出现心悸、胸痛、憋气，需坐起才能缓解；周围的噪声引起的心悸、胸闷；反复出现的脉搏不齐，或过快，或过慢，而无明显的原因解释。凡有以上现象出现都应去医院做相关检查，以排除冠心病。

19. 老年性冠心病有何特殊表现

老年性冠心病心绞痛发作的特点是除了典型的心前区疼痛形式外，尚有以下几种特殊表现形式。

（1）头痛：表现为头部一侧或双侧的跳痛，且伴有头晕感，往往在劳动时发生，休息3~5分钟则缓解。

（2）牙痛：牙床的一侧或两侧疼痛，以左侧为多，又查不出具体的病牙。与酸、冷刺激、咀嚼无关，用镇痛药也无效。

（3）面颊部疼痛：少数心绞痛患者表现面颊部的疼痛，疼痛可为锐痛和窜痛，多有精神紧张和心前区不适。

（4）耳痛：少数患者可表现单侧耳痛，出现麻、胀感，或针刺样痛，多伴有胸闷、心悸、血压增高。

（5）颈部疼痛：表现为颈部的一侧或双侧的跳痛或窜痛，疼痛时多伴有神情紧张，心情烦躁，不想说话。

（6）肩痛：中老年人肩痛多为肩周炎或颈椎病所致，但有的冠心病也可表现为左肩及左上臂内侧阵发性酸痛，这种肩痛与气候变化无关。

（7）咽喉疼痛：可表现为咽部或喉头部的疼痛，可沿食管、气道向下放射，伴有闷堵、窒息样感觉。咽喉无红肿，扁桃体无肿大，上消化道钡餐检查无异常。

（8）上腹部疼痛：可出现在上腹或剑突下或右上腹部的疼痛，出现跳痛、灼痛、钉刺样疼痛或沉重样感觉。

（9）腿痛：有放射性疼痛。其特点是只放射到腿的前部，有时达到内侧的四个足趾，但不放射到腿的后部。

❋ 20. 女性冠心病患者有何特点

45岁以前女性冠心病患病率显著低于男性，但随着绝经期雌激素水平的降低，女性冠心病患病率逐年增高，至60岁时男女患病率之比无明显差别。因此，绝经期至60岁这一阶段是女性冠心病的高发期。

女性对低密度脂蛋白致动脉粥样硬化的反应不如男性显著，但女性冠心病与高密度脂蛋白关系密切，若绝经期高密度脂蛋白水平降低，则患病率将提高。绝经期前后注意监测高密度脂蛋白水平对女性意义更大。糖尿病是女性冠心病的重要危险因素，其危害性大于男性，有效防治糖尿病可降低女性冠心病患病率。

随着年龄的增长，女性高血压发病明显增多，75岁以上的女性约80%患有高血压。降压治疗对减少女性冠心病同样具有重要意义。吸烟有对抗雌激素的作用，致使女性提早绝经，并致血脂异常，因而吸烟对女性冠心病的危险并不亚于男性。女性运动增高高密度脂蛋白和减肥的作用不如男性，但如能坚持运动，则仍可使患冠心病危险下降。女性肥胖不如男性肥胖致冠心病危险性大，但并不是说肥胖妇女就不必减肥，因为肥胖对人体的不利影响并不止冠心病一种。

女性心绞痛比男性多，但预后较好，这与女性冠状动脉病变较轻，并且以小动脉病变为多有关。心绞痛要早期诊断早期治疗，降低心肌梗死患病率。女性冠心病的治疗，包括一般治疗和药物治疗两个方面。一般治疗以劳逸结合、低脂饮食、运动和精神治疗等为基本点。女性冠心病患者的药物治疗除选用硝酸甘油、钙拮抗药及降脂药物来防治心绞痛外，还要注意雌激素替代疗法和适当的降压治疗。

21. 冠心病的诊断依据有哪些

冠心病包括以下5种类型，即隐匿型、心绞痛型、心肌梗死型、心力衰竭和心律失常型及猝死型，而其中任何一种类型都可由冠状动脉粥样硬化原因以外的其他因素所引起。因此，临床上我们必须掌握严格的诊断标准，绝不能轻易下冠心病的诊断，以免为患者带来精神上的负担和躯体上的损害，并且造成药品的极大浪费。其诊断条件主要包括以下内容。

（1）有典型的心绞痛发作或心肌梗死，而无重度主动脉瓣狭窄、关闭不全、心肌病等证据。

（2）休息时心电图有明显的心肌缺血表现或心电图运动试验阳性，而无其他原因（如各种心脏病、显著贫血、阻塞性肺气肿、自主神经功能紊乱，应用洋地黄药物及电解质紊乱等）可查。如患者仅有心电图的缺血表现，而无心绞痛者可诊断为无症状性心肌缺血。

（3）40岁以上患者有心脏增大，心力衰竭，以及乳头肌功能失调，而不能用心肌疾病或其他原因解释，并有下列3项中的两项者：①高血压；②高胆固醇血症；③糖尿病。

22. 冠心病患者如何做心电图

常规心电图是目前心血管疾病诊断的最重要方法之一，它对心律失常和很多心脏病有确诊或协助诊断的价值。常规心电图对冠心病有十分重要的诊断价值，特别是对心肌梗死、心绞痛和无症状性心肌缺血，通过心电图检查不仅可以确诊，而且动态观察心电图还可以了解病情变化和治疗效果。患者心绞痛发作时，常规心电图常可显示心肌缺血性改变。心绞痛缓解后，心电图又可以逐渐恢复正常。因此，在患者心绞痛发作时及时做常规心电图检查，并与缓解后的心电图相比较，对心绞痛的诊断可更为明确。在急性心肌梗死时，常规心电图可出现特征性改变，并随着心肌梗死发生的时间和病情的变化而出现相应改变。常规心电图检查除了能确诊急性心肌梗死，明确心肌梗死的部位、范围外，在疾病过程中定期动态观察心电图还能对心肌梗死的病情变化和治疗效果有较为详细的了解。所以，急性心肌梗死患者常常需要反复多次检查常规心电图。临床上不能单以心电图的某些异常变化而做出某种心脏病的诊断，需要医师结合具体病情或加做其他检查，对病情进行综合分析，才能做出正确的诊断。

静息时心电图ST段若出现水平型或下垂型压低大于0.1mV，则为明显的心肌缺血型表现。但心电图诊断冠心病敏感性较低。表现在：①冠状动脉粥样硬化病变、管腔狭窄到相当严重（约有2/3管腔狭窄）时，常规心电图才出现心肌缺血改变。②典型心绞痛患者，有50%以上其静息心电图却是"正常"的。部分病例在心绞痛发作时也无ST-T改变。对于急性心肌梗死的诊断，心电图有很大的价值。如通过对急性心肌梗死心电图病理性Q波、ST-T演变过程的动态观察，可使80%左右的急性心肌梗死患者获得确诊。对陈旧性心肌梗死患者，心电图却只能对20%~50%病例做出诊断。

心电图不是冠心病早期诊断的有效方法。对诊断心绞痛、心肌缺血敏感性不强。心电图正常不能排除冠心病，也不能否定心绞痛、心肌缺血的存在。

❋ 23. 冠心病患者如何做心电图运动试验

运动心电图检查是目前应用最为广泛的冠心病检测手段之一，对缺血性心脏病有重要的应用价值。尽管冠状动脉存在的病变已使许多冠心病患者的心肌供血下降，但心脏的自我调节机制可通过扩张小冠状动脉、降低阻力，继而增加血流量来代偿，这种代偿可以满足安静状态下心脏对氧的需求，因而常规心电图不能发现缺血性改变。然而，运动时使心脏负荷加重，对氧的需求也明显增加并超过心脏的代偿能力，供需矛盾激化，而使心电图上出现相应的缺血性改变。运动心电图检查就是根据这一原理制定的。运动心电图试验对冠心病的诊断提供诊断依据。但运动试验可出现一定的假阳性及假阴性，总发生率前者10%～20%，后者12%～37%，因此，运动试验阳性不一定就是冠心病，反之，阴性也不能完全排除冠心病，而必须结合临床表现及其他检查来综合判断。与冠状动脉造影相比，运动试验的诊断敏感性约70%，特异性约80%。

对于准备接受运动试验检查的患者而言，需了解及注意一些问题。进行检查前应停用可能会影响检查结果的药物如抗心绞痛药物。运动试验有时可能会引起危及生命的并发症，因此，对于不稳定型心绞痛、心肌梗死急性期、严重心律失常、严重的高血压、心力衰竭或有其他严重疾病或身体衰弱者等，不应进行运动试验。受检者也不宜空腹或饱餐后进行该项检查。运动试验中，一旦心率达预计标准，出现阳性心电图结果，或心绞痛发作，出现心律失常，血压下降及头晕、面色苍白等症状时，均应立即终止运动，在医师监护下观察一段时间，如遇严重并发症应及时处理。

❋ 24. 冠心病患者如何做超声心动图

超声心动图是用超声波显示心脏结构并评价心功能状态的检查方法，能直观显示心脏和大血管的解剖形态、瓣膜、心壁运动状况、动态功能、血流状态、组织性质和异常组织等。它具有无痛苦、安全、方便及重复性好等优点，它在急性心肌梗死的早期诊断，发现并发症及心功能评价方面都具有重要的价值。因此，超声心动图对心血管疾病和冠心病具有重要的诊断价值。心肌梗死时超声心动图的改变有以下几点：①室壁节段性收缩运动障碍。是超声诊断心肌梗死最主要的根据。②梗死部位的心室壁变薄且回声增强。③评价左心室功能。心肌梗死发生后，左心室的收缩和舒张功能均可发生改变。④对心肌梗死的并发症，如乳头肌断裂或功能不全、室间隔穿孔、心室游离壁破裂、室壁瘤及心室壁附壁血栓等并发症的检出很有帮助。

25. 冠心病患者如何做动态心电图

与普通心电图相比，动态心电图于24小时内可连续记录多达10万次左右的心电信号，这样可以提高对非持续性心律失常，尤其是对一过性心律失常及短暂的心肌缺血发作的检出率，因此扩大了心电图临床运用的范围。对冠心病的诊断具有以下意义。

（1）冠状动脉供血不足：动态心电图对冠状动脉供血不足的诊断具有较高的价值，尤其对短暂的心肌缺血发作更能提高检出率。

（2）心肌梗死：动态心电图对心肌梗死的诊断具有重要的意义。医师可根据心肌梗死的典型心电图特征对心肌梗死做出明确的诊断，同时由于动态心电图能更好地记录心电图的演变过程，了解疾病的进展情况和发病时期。用动态心电图也能发现梗死后无痛性心肌缺血，指导临床治疗。

26. 冠心病患者如何做胸部X线检查

X线检查是对心血管病一种特殊的诊断方法。其基本原理是应用X线透过人体后，使人体内部结构和器官在荧光屏或X线片上显出影像，从而可以了解人体解剖结构与生理功能及病理变化，以达到诊断疾病的目的。胸部X线检查一般从简单的透视和常规摄片开始，如能做出诊断，就不必进行复杂的X线检查。例如，透视可以从不同角度观察心脏和大血管的形状、搏动及其与周围结构的关系，从而可初步了解主动脉、肺动脉，左右心房与心室的大小、位置等是否发生了变化。人的心脏一般是2/3位于人体中线左侧，1/3位于右侧。X线检查主要观察有无心脏增大、心脏和肺循环的关系（肺血减少、肺瘀血、肺动脉高压、肺水肿等）、胸主动脉情况，冠状动脉钙化是存在冠心病的特异性征象，但敏感性较低。冠状动脉钙化提示冠心病发病率较高，且有助于冠状动脉病变的定位。X线检查有心血管疾病征象或可疑者需做进一步检查。

27. 冠心病患者如何做血清酶检验

酶是一种蛋白质，具有加速存活细胞化学反应的功能，在正常人的血清中，存在许多种具有催化某一特定化学反应功能的蛋白质，这些具有特殊功能的蛋白质称之为血清酶，化学结构不同但催化相同化学反应的酶，称为同工酶。正常人血清酶活性很低，但患有某些疾病时，血清中的某些特定的酶及其同工酶异常升高，十分有利于这些疾病的诊断。急性心肌梗死时，心肌缺血坏死，心肌细胞内多种酶大量释放入血液，因此，在一定时间内通过血清酶活性的动态监测，能为急性心肌梗死的诊断、预后提供重要的依据，具有敏感性高，特异性强的特点，可弥补心电图诊断的不足，具有重要的价值。在现代医学中，常用的血清酶有肌酸-磷酸激酶及其同工酶、乳酸脱氢酶及其同工酶、谷氨酸草酰乙酸转氨酶。

28. 冠心病患者如何做血液黏滞度检查

每个人的血液黏度是不同的，有的薄厚均匀，黏度适中易抽取；有的人血液黏稠，色深红或紫黑，血液中还可能漂浮油脂，用注射器抽取时很费力，有时血液还可能很快凝固在注射器的管壁上。血液的黏滞度增高会引起血液流动缓慢，甚至停滞，加速了动脉粥样硬化的形成，也促使血栓形成。据统计，急性心肌梗死发生后，如果血液黏滞度仍持续增高，有可能使梗死的面积扩大或再次发生梗死。而且，血液黏滞度明显增高的患者容易发生猝死。因此，及时测定血液黏滞度，了解其变化，对患者采取有效的治疗措施，是预防冠心病的重要环节。

29. 冠心病患者如何做冠状动脉造影

目前冠状动脉造影是诊断冠心病的一种常用而且有效的方法。选择性冠状动脉造影就是利用血管造影机，通过特制定型的心导管经皮穿刺入下肢股动脉，沿降主动脉逆行至升主动脉根部，然后探寻左或右冠状动脉口插入，注入造影剂，使冠状动脉显影。这样就可清楚地将整个左或右冠状动脉的主干及其分支的血管腔显示出来，可以了解血管有无狭窄病灶存在，对病变部位、范围、严重程度、血管壁的情况等做出明确诊断，决定治疗方案，还可用来判断疗效。这是一种较为安全可靠的有创诊断技术，现已广泛应用于临床，被认为是诊断冠心病的"金标准"。但近年来自冠状动脉内超声显像技术、光学干涉断层成像技术等逐步在临床应用，发现部分在冠状动脉造影中显示正常的血管段存在内膜增厚或斑块，但由于IVUS等检查费用较为昂贵，操作较为复杂，现在并不是常规检查手段。

30. 冠心病患者如何做磁共振成像检查

在磁共振图像上，心脏本身显示良好的自然对比，可以获得不同心律周期的心室、心房图像。还可用于观察心肌梗死前的缺血及梗死周围的水肿带，冠状动脉旁路移植术后的心肌灌注状态，以及鉴别是心肌缺血还是心肌梗死。磁共振成像检查能够分辨正常的和梗死的心肌；能够分辨心肌梗死是急性抑或陈旧性；能够识别心肌梗死所致的心功能障碍（运动不能、运动减弱）；可显示心肌梗死的并发症如室间隔穿孔、乳头肌腱索断裂、心室室壁瘤、附壁血栓等，某些特殊部位的梗死也可显示，如室间隔梗死、乳头肌梗死；有助于某些非冠状动脉粥样硬化性心肌梗死的病因、病理诊断，如大动脉炎、夹层动脉瘤、马方综合征等。磁共振成像检查对于确定缺血性心肌梗死的时间早于CT。但由于急性心肌梗死发病后需及时抢救，不宜搬动患者，而磁共振成像检查可能会延误抢救时机，给患者带来不良后果，故应用较为谨慎。

31. 胸痛就一定是心绞痛吗

胸痛时考虑自己是否得了心绞痛是对的，但是有胸痛不应仅仅考虑心绞痛，就像发热的时候不应该只考虑感冒一样。

（1）胸痛可以是心肌梗死、主动脉夹层、心包炎等发生在心血管系统的疾病。但是，心肌梗死与主动脉夹层不同，后者胸痛非常剧烈，疼痛的范围也比心绞痛广，持续时间长，含服硝酸甘油效果不好。心包炎胸痛，可以是隐隐作痛，疼痛较轻，也可以是持续的剧烈疼痛。

（2）胸痛也可能是神经系统过度敏感或自主神经功能紊乱引起。这样的胸痛与体力活动、情绪等没有太大的关系，常发生在过度用脑之后，疼痛可以是持续性，也可以是瞬间发生的，可以是隐痛、闷痛，也可以是针刺样的疼痛。

（3）胸痛还会是呼吸系统疾病，如肺炎、胸膜炎。

（4）胸痛还会是消化系统疾病，如食管反流征等。

（5）颈椎、胸椎疾病及左胸的带状疱疹，这些都会引发胸痛。

32. 冠心病发作时如何应急处理

当冠心病患者心绞痛发病时，应立即停止体力活动，就地休息，设法消除寒冷、情绪激动等诱因；立即舌下含服硝酸甘油或异山梨酯（消心痛）1片，如未缓解，隔5~10分钟再含服1次，连续3次含服无效，胸痛持续15分钟以上患者有发生心肌梗死的可能，应立即送往医院等急救场所；可口服地西泮（安定）3mg，有条件者应吸氧10~30分钟。冠心病患者应随身携带硝酸甘油等药物，一旦出现胸痛立即含服，并注意不要使用失效的药物。稳定型心绞痛在休息和含服硝酸甘油后心绞痛会缓解，不稳定型心绞痛是一个严重且潜在危险的疾病，应立即送医院治疗和严密观察。

冠心病患者心肌梗死发病时病死率高，其中50%以上患者是在住院前死亡的，大多数死亡发生在发病后1小时内，一般由心室颤动引起。所以就地急救措施和迅速转送医院至关重要。在高危患者（高血压、糖尿病、既往有心绞痛病史者）中一旦发生以下情况，如胸部不适、极度疲劳、呼吸困难，尤其伴有大汗、头晕、心悸、濒死感时，要高度怀疑发生了心肌梗死，应立即送往距离最近的、有条件做心电图检查、心电监护、直流电除颤、静脉溶栓的医疗机构。同时保持镇静，不要引起患者的惊慌和恐惧，并含服硝酸甘油，或者速效救心丸、冠心舒合丸等，有条件者可肌内注射罂粟碱，或哌替啶（杜冷丁），以及地西泮（安定），并保持通风和吸氧，如无禁忌证，立即口服阿司匹林300mg。如发生室性心动过速，心室颤动等恶性心律失常立即给予直流电除颤。一旦发生心搏骤停，应立即人工呼吸和胸外心脏按压进行心肺复苏。

冠心病患者发生急性心力衰竭和心源性休克发作时，家属一定不要惊慌失措。急性心肌梗死和缺血型心肌病都可能发生急性心力衰竭，由于大面积心肌坏死所致。多为急性左侧心力衰竭，患者出现严重呼吸困难，伴烦躁不安、窒息感，面色青灰，口唇发绀，大汗淋漓，咳嗽，咳大量白色或粉红色泡沫痰，这种情况必须立即送往医院抢救。

33. 中医如何认识心脏

中医所说的心脏，有两种含义：一是指血肉之心；二是指神明之心。血肉之心就是解剖刀下的心脏，这与西医所说的心脏同指一物，它的功用是"主血脉"，即管人的血液循环。神明之心实际上代表了脑的思维活动，由于古人认识上的偏差，把突受惊恐而致的心慌等现象，归结为"心主神明"，在造字时，把与思维活动有关的字都加上心的偏旁，如思想、憎恨、爱慕等字词中的

"心""忄"都是心的表示。直到现在,人们把研究人脑思维规律的科学,仍然叫作"心理学",而不叫作"脑理学"。

早在2000多年前的《黄帝内经》中,就阐释了血液循环的道理,说明营卫循行于脉管内外,"如环无端",周而复始,而心脏就主宰着血液的循环运动。直到300多年前,英国的哈维医生才发现了血液循环。他经过30年的研究,于1628年发表了专著《动物心脏及血液运动的解剖学研究》,以确凿的事实证明了血液是循环不息的,而心脏收缩就是血液循环的动力。

心脏就像水泵,由于它有节律地收缩和舒张,推动着血液的流动,把养料和氧气输送到全身各处,又把身体各部产生的代谢废物带到肺、肾、皮肤等器官和组织而排出体外,从而维持人体的新陈代谢,保障人的生命活动。由此看来,心脏对于人类的生命十分重要,因而,中医把它视为"君主之官""五脏六腑之大主",西医也把它看作"生命之泵",人体生命活动的原动力。

34. 中医如何认识冠心病

在中医古代文献中,虽然没有冠心病的名称,但是类似冠心病的症状却早有记载。在《黄帝内经》《伤寒杂病论》等著作中,即有"卒心痛""厥心痛""真心痛""胸痹""心痛"等病证的记载,它们的症状与冠心病类似。例如《灵枢·厥病篇》说:"厥心痛,与背相控""痛如以银针刺其心"。又说:"真心痛,手足青至节,心痛甚,旦发夕死,夕发旦死。"这里所说的厥心痛,就像是心绞痛。真心痛,就是急性心肌梗死。又如东汉张仲景所著的《金匮要略》一书中,提出了"胸痹""心痛"的名称,描述了"胸背痛""胸中气塞""短气""心痛彻背,背痛彻心"等症状,这也类似冠心病心绞痛的症状。

在其后历代医家的著作中,有关胸痹心痛的论述颇多,但明代以前的医家多将心痛与胃脘痛混为一谈,因而在有关心痛的文献中有很多是指胃脘痛。明清不少医家指出真心痛、厥心痛,必欲与胃脘痛加以区别。如徐大椿说:"心痛、胃脘痛确定二病,然心痛绝少,而胃痛极多,亦有胃痛即心痛者,故此二症,古人不分两项，医者细心求之，自能辨其轻重也。"

心绞痛和心肌梗死以心痛为主要症状，对于心律失常型和心力衰竭型的冠心病来说，则又要从别的病证中寻找其相应的记载，如心律失常，可包含在心悸、怔忡等病证中，心力衰竭则包含在喘症、水肿等病证之中，至于心源性休克，则又相当于中医的阳气虚脱的"脱证"。

❋ 35. 冠心病如何辨证分型

冠心病的辨证分型较为复杂，难以统一。经各地大量临床研究，根据其病机属本虚标实的特点，在广州召开的全国冠心病辨证论治研究会上，各地专家通过讨论，认为按标本分型较合理。以下就是根据本虚标实辨证分型的标准。

（1）标实证

①痰浊型：表现为胸腹痞满，恶心欲吐，苔腻，脉滑。

②血瘀型：表现为胸痛，痛有定处，舌质紫黯或有紫斑，脉弦细，涩促或结代。

③气滞型：表现为胸闷而痛，憋气，苔薄白，脉弦。

④寒凝型：表现为胸痛偏甚，遇寒即发，舌质淡，脉沉弦或迟缓。

（2）本虚证

①阴虚型：表现为心烦热，口干、盗汗，面色潮红，舌质红，脉细数或促。心阴虚则心悸为甚，肝肾阴虚则有头晕、目眩、耳鸣腰酸等症。

②阳虚型：表现为精神倦怠，身寒肢冷，自汗或冷汗，肿胀，面色㿠白，舌淡或胖，脉沉细。心阳虚则心悸，肾阳虚则夜尿频数；脾阳虚则腹胀，食少，便溏。

③气虚型：表现为气短乏力，舌质淡胖或有齿痕，脉濡或沉细结代。心气虚则心悸，肾气虚则头晕、目眩，健忘，腰膝酸软、耳鸣等。

④阳脱型：表现为四肢厥冷，大汗出，脉微欲绝，表情淡漠，面色㿠白或暗淡或浮红，舌质暗淡。

36. 冠心病虚实夹杂哪些情况

我们在临床具体治疗时，常根据标实本虚、虚实夹杂的情况，分为以下数型：

（1）痰瘀阻络：症见心胸疼痛骤作，时缓时急，或胸部憋闷如有重压，左肩酸疼，心悸气短，头重体倦，常在阴雨或午后发作，舌质紫黯或见瘀斑，苔白腻，脉弦涩或结代或濡缓。多见于肥胖患者、隐匿型冠心病、心绞痛发作期。

（2）气滞血瘀：症见心胸刺痛，固着不移，时发时止，痛涉肩背，两胁胀满，善叹易怒，情志不畅，喜欢捶胸，面色晦滞，眼周及口唇紫黯，纳呆腹胀，大便失调，心情不畅或夜间容易发作，舌质不泽，可见瘀点，脉弦或细涩兼结代。多见于心绞痛或心肌梗死反复发作病例。

（3）心脾两虚：症见头昏目眩。胸闷憋阻，心悸气短，倦怠乏力，面色不华，饮食欠佳，失眠健忘，有时夜间憋醒，舌质淡，苔薄门或腻，脉细弱或结代。多见于冠心病间歇期或隐匿型冠心病。

（4）阴虚阳亢：症见头晕耳鸣，胸闷或痛，五心烦热，心悸气短，腰酸膝软，口干咽燥，或有面烘目涩，肢麻手颤，烦躁易怒，睡眠不宁，舌质红少苔，脉弦细。多见于体型瘦弱或兼原发性高血压的冠心病。

（5）肾虚寒凝：症见胸痛彻背，感寒痛甚，或心悸气喘，头晕胸闷，肢冷形寒，腰腿酸软，自汗畏风，腹凉便溏，小便不利，夜尿增多，下肢浮肿，舌质淡，苔白滑，脉沉细或结代。多见于心肌硬化、心功能不全或老年心绞痛病例。

（6）心阳衰脱：症见心前区疼痛剧烈难忍，胸闷气短，面色苍灰，焦虑不安，四肢厥逆，鼻尖不温，冷汗不止，甚则昏厥，口唇指甲淡白或青紫，浮肿尿少，舌质紫黯，苔白滑，脉微细欲绝或结代。多见于心肌梗死合并心源性休克者。

二、防治冠心病从起居养生做起

37. 冠心病患者如何自我保健

（1）注意饮食：平时要注意合理营养，控制体重，严格控制热量的摄入，少吃多餐，不宜过饱，不要吃太咸的食物。限制摄入含有大量胆固醇的食物，如肥肉、动物内脏、蛋黄、对虾、鱼子、奶油、巧克力、腊肠等，尽量食用植物油。饮酒可促进肝合成胆固醇，应加以控制。总热量不宜太高，使体重减轻，可进食适当的蛋白质，包括动物蛋白、以瘦肉、鸡肉、鱼及豆类蛋白，如豆腐、豆制品，以供应身体必需的氨基酸。多进食含钾、磷和维生素C丰富的蔬菜和水果，这对防治冠心病是有益的。此外，冠心病患者还应注意避免饱食，尤其是在运动和感受冷空气之后不宜吃得过饱；进食速度也不宜过快；进餐前应休息好，饭后应休息30～40分钟，最忌饭后立刻进行活动。限制食盐的摄入，每日以10g以下为宜。冠心病患者每晚不妨喝上3杯水，便能起到抑制血小板聚积，降低血黏滞度，增加血液流速，溶解血栓等作用。临睡前30分钟喝上第1杯温开水，深夜醒来时喝第2杯水，第3杯水应在清晨醒来后喝。

（2）保持情绪稳定：冠心病患者，要客观地认识自己的能力，合理安排自己一天的活动，不要勉强自己去做力不能及的事，不能把一天的工作或活动，集中在1~2个小时做完，使精神处于高度紧张状态。平日要注意控制自己的情绪，善解人意，听人劝告，回避不愉快的人和事，尽可能从不高兴的情绪中解脱出来。

（3）戒烟：吸烟除了会使冠心病的发病危险性明显增加外，还可促使血栓形成，增加心肌耗氧量，诱发心绞痛发作，使心肌梗死发病率和冠心病猝死明显增加。

（4）发作期患者要避免上楼和爬坡：上一层楼所消耗的能量比平静时消耗的能量大7倍，应当尽量避免。尤其在饭后，天气寒冷，或情绪紧张的时候，更不宜这样做。如果必须上楼梯时，应该缓慢从容，上几个台阶后，休息一会儿再上。此外，走斜坡路、爬山需要能量都很大，也应尽量避免。

（5）避免向远处伸手拿东西：冠心病患者应注意，把平日需要常用的物件，都放在顺手容易够得着的地方。做伸手挺腰拿东西的动作，特别是要费很大劲才够得着时，需要屏气，这样对心脏负担较大。要避免做两上肢高于心脏水平的劳动，如踮着脚尖去伸手拿东西。因为自高处取东西时，两上肢的血量回心，对心脏负担很大，不少患者在挂衣服或安装灯管后出现心绞痛或心律失常就是这个道理。

（6）避免过冷过热：冷气是个特别重大的可以突然引起心绞痛的因素。冠心病患者常有这样的体验，在寒冷的早晨开门去上班时，突然发生心绞痛。冠心病患者，洗澡宜用温水，避免用过热过冷的水，过热使心率加快，过冷使血压升高，对心脏均不利。还要避免吃过热过冷的食物。

（7）防止发生便秘：大便干结，用力排便，常可致冠心病患者猝死。便秘是极常见的一个病症，引起便秘的原因之一就是食物中缺乏膳食纤维。而且，目前认为富含膳食纤维的饮食不仅可以防治便秘，还能抑制胆固醇的吸收而使血清胆固醇降低，有利于粪中胆盐、脂肪的排出，从而对动脉粥样硬化起到预防和治疗作用。

（8）生活要有规律，避免过度紧张和情绪波动：保证睡眠充足，不吸烟，节制饮酒。

（9）坚持锻炼：可做轻微的运动，如打太极拳、做广播操、散步等。运动可加强人体的肌肉、内脏器官和神经系统的活动，并可防止体重增加，促进心脏活动，有利于心脏冠状动脉侧支循环的建立，血液循环量加大，这样就可以充分保障身体新陈代谢的需要，降低血脂含量。在锻炼时应注意每次运动时间不少于30分钟，每周不少于3次。对于已患冠心病的老年人来说，必须在医师指导下进行锻炼。原则上应注意以不过分增加心脏负担和不引起不适感觉为宜。应当避免较为激烈的运动。

（10）夜间自我保健：患有冠心病的老年人，一般夜间不宜独居一室，以防发生意外。睡前不宜过多看书、读报和写作，更不宜看惊险或紧张的电视和电影。因为这些因素都会造成睡眠不佳或做噩梦，引起心肌电生理不稳定，导致心律失常，使心肌收缩不协调，甚至发生半夜猝死。

（11）积极治疗相关疾病：经饮食疗法不能控制的高血压、高脂血症和糖尿病，需长期服用药物，以使血压、血脂和血糖控制在适宜水平。

（12）常备缓解心绞痛的药物，以便随时服用。如果发生持续疼痛或服药不能缓解时，应立即到附近的医院就诊。并发有高血压者，应在医师指导下长期服用降血压药物，使血压保持在正常或较低水平。

38. 冠心病患者如何注意气候变化

寒冷的天气或冬春季节，冠心病心绞痛和心肌梗死的发病率就会增加。人生活在自然界，一年四季，春温、夏热、秋凉、冬寒的气候特点，必然影响到人的生理和病理。不同的疾病，则有不同的发病季节，急性心肌梗死每年有两个高峰期，即11~1月和3~4月。11~12月是秋季转入冬季，3~4月则由冬季转入春季，两者均是季节转换时期，冷空气活动频繁。1月时值隆冬季节，寒风刺骨，气温持续最低，常出现冠心病发病高峰。

在寒冷、潮湿和大风天气，冠心病发病率高，是因为人体突然受寒后使体内的去甲肾上腺素分泌增加，心率加快，心肌耗氧量增多。同时，也可诱发冠状动脉痉挛，使管腔持续闭塞，或挤压斑块使内膜损伤，血小板聚集，血栓形成使管腔急性堵塞，容易引起心肌梗死。因此，在高发季节里，冠心病患者应注意御寒保暖，减少户外活动，以防疾病发生。

冠心病患者进行户外锻炼时，首先要注意的气候条件也是寒冷因素。天气过于严寒时不宜进行户外锻炼，体质弱、病情较重及年龄较长者尤应注意。当然，体质较好，有一定耐寒力的轻症患者，可以适当接触寒冷刺激，但应以不感到明显不适、不致引起感冒为度。除寒冷因素外，还有刮风、炎热、干燥、阴雨及湿度过大等气候因素[中医学将它们概括为"六淫"（风、寒、暑、湿、燥、火）]，对冠心病患者也是不利的，也可以直接或间接地引起冠心病发作，所以进行户外锻炼时，也应予以注意或适当回避。譬如，酷热可引起脱水、虚脱及中暑等病症，这些都会加重心脏负担，重则引起冠心病发作。具体地说，温暖季节气候宜人，气温、湿度等条件较合适，可适当增加户外锻炼的次数和时间；严寒的冬季和酷热的盛夏，则应减少户外锻炼频度。就天气而言，晴朗天气多风和日丽，适宜户外锻炼；而阴晦雨雪及刮风天气，连健康人都会感到不适，甚至十分难受（气象过敏综合征），冠心病患者就更应该适当回避了。

39. 为什么说贪坐对冠心病患者不利

研究表明，贪坐的人冠心病的发病率明显增高，并且发现，久坐是可以引起冠心病发作的。英国的研究人员曾对双层公共汽车的司机和售票员做过研究，发现司机的冠心病发病率较售票员高30%，而售票员即使得了冠心病，病情也是较轻的，而且容易恢复。因为司机的工作要求他们长时间处于坐位，而售票员则不同，他们的工作要求他们在双层车上不停地来回运动。

在我国长期从事体力劳动的人冠心病发病率平均为3%，而长期坐在办公室里工作的人、脑力劳动者冠心病发病率平均为12%。

俗话说生命在于运动。久坐会影响血液循环，使血液流动速度减慢，血液中形成血栓、形成动脉硬化的概率增加，因此冠心病的发病率增高，而已患有冠心病的患者病情会加重。

看起来贪坐与职业的关系很大，如果能适当地增加活动量，尽量注意避免坐得太久，就会对病情更有利。

人口普查发现，体力劳动多的人患冠心病的概率比体力劳动少的人低2.5～4倍。资料表明即使已患了冠心病，也要多参加适度的体力劳动，这样冠心病的病死率会明显降低。城市中冠心病的发病率远远高于农村，而城市中从事体力劳动的人冠心病的发病率又远低于从事脑力劳动的人，这是因为体力劳动可以解除精神紧张，调节自主神经的功能。

另外，劳动可以消耗大量的热量，避免这些热量转变为脂肪，从而降低了血脂，减少了血栓和动脉硬化的概率。适当的体力劳动可以降低血压和心律失常发生的概率；体力劳动还可使血管扩张，冠状动脉扩张会使心脏的血液供应增加，心肌收缩更有力，而且心肌对缺氧的耐受力也会增加。人在从事体力劳动时，每分钟吸入的氧气比安静时增加5～12倍之多，此时身体各个部分都有着充分的供氧。而缺乏体力劳动的人则相反，身体中往往缺氧，从而容易引起冠状动脉粥样硬化，因此缺乏体力劳动的人应多进行体育锻炼，以减少和预防冠心病的发生。

✻ 40. 冠心病患者看电视时应注意什么

冠心病患者在家中看电视时，时间不宜过长，不宜看惊险内容的节目，以免引起精神紧张，影响心脏功能。老年人在观看生活娱乐片时，心电图无异常改变，而在观看惊险片时则心率加快，76%诱发心电图异常改变，原有冠心病者更容易发生心电图异常。故冠心病患者在看电视时应有所选择，可看一些内容轻松愉快的节目，不要看惊险恐怖的片子和竞争激烈的体育节目。尤其是病情尚不稳定，近期有胸闷、胸痛等症状，心电图有心律失常、ST-T段改变者，更不宜看惊险、紧张、恐怖性的电视节目。除对电视节目有所选择外，冠心病患者还应注意看电视时音量不要开得太大，持续看电视的时间不宜超过2小时。每看30分钟，要活动一下身体，闭目养神一会儿。

41. 冠心病患者旅游时应注意什么

近年来人们的生活水平提高了，旅游的人越来越多，其中退休的老年人占了很大一部分，旅游是一项很好的活动，有助于健康还能陶冶性情，但是冠心病患者在参加这项活动时应该注意一些问题，否则可能会把好事变成坏事。

（1）旅游的季节应选择在春末、夏初、秋季，因为这时不会太冷或太热，气候宜人，不易诱发冠心病。旅游期间应注意天气的变化，避开刮风、下雨、炎热、潮湿的天气，即使遇到了也应做好防护。

（2）旅游前应准备好急救药物以及平时口服的药物，坚持服药，一旦稍有不适，立即服用急救药物。

（3）旅游的地点应选择环境优美、空气新鲜、游人较少的地方，尽量避免去过度拥挤的地方。

（4）最好结伴同行，并事先向同伴交代清楚自己的病情与抢救方法，一旦有意外发生可以得到帮助。

（5）旅途不宜过长，应注意量力而行，避免过度劳累，注意充足的休息，每天活动时间应控制在5～6小时，睡眠时间不少于10小时，每日活动应轻松愉快，不宜过度紧张，避免与别人发生不必要的摩擦。

（6）选择较舒适的旅馆休息，以保证充足的体力。

（7）避免参加过于剧烈的活动，如爬山、游泳，以免诱发疾病。

如果冠心病患者近期频繁发病，或心肌梗死后3个月以内，应先治疗，待病情平稳后再外出旅游，外出前最好征询医生的意见。

42. 冠心病患者能坐飞机吗

日常活动无明显不适、无心绞痛发作的冠心病患者是可以坐飞机的。飞机是当前运行速度最快的交通工具,能大大缩短旅途时间,使冠心病患者减少旅途的疲劳。现代科学技术的发展,飞机上乘坐条件越来越好,飞机舱室内的空气并不缺氧,这对冠心病患者的旅行是有益的。但不是所有的冠心病患者都能乘飞机旅行。患有急性心肌梗死及严重心律失常、心力衰竭、频发心绞痛、血压过高的冠心病患者,均不宜勉强乘坐飞机。因为空中旅行时的治疗与急救条件毕竟有限,飞机起飞与降落时的"离心"感觉,有时会诱发心脏病急性发作。因此,乘机还是应注意下列问题。

(1)乘飞机前应先咨询一下医生的意见,并做较全面的身体检查,了解心电图、血压、心功能的情况,身体状况良好再乘坐飞机。

(2)随身携带急救药品以备急用。

(3)随身携带必要的衣物,防止受凉或受热。

(4)最好有人陪同,并告知病情,路途可以给予患者必要的帮助。

(5)减少旅途物品,以减轻负担。

(6)上机前不宜饱食,不宜吃豆类、汽水等容易产生气体的食物,因为饱食或产生气体的食物容易产生腹胀、恶心、胸闷感,易诱发冠心病,可以吃一些如牛奶、蛋糕、果汁等易消化并含有高热量的食品。乘机外出前应充分休息,晕机的患者应提前30分钟口服2片乘晕宁,以免飞机起飞与降落时产生的不适引起冠心病发作。

(7)选择设备好、密封性好的飞机,上机前服用硝酸甘油等药物以防发病。

如果患者近期有严重心律失常、心功能不全、频繁发作心绞痛而未控制,或正处于急性期心肌梗死及心肌梗死的恢复期,都不宜乘机。

43. 冠心病患者应选择什么样的居住环境

生活的环境对健康有很大的影响,特别是对冠心病患者,选择一个安静、舒适、整洁、美观的居住环境更有利于冠心病患者。

(1)冠心病患者的室内应保持安静,避免噪声。噪声会对患者的多个系统产生不良影响，会导致心动过速、血压升高、血管痉挛，从而引起冠心病发作。而生活中产生的噪声多来自我们使用的电器、交通工具、说话的声音。因此，冠心病患者的室内最好不要放置收音机、电视机等产生噪声的装置，即使有也应将声音控制在50分贝以下。

（2）室内应保持通风，以保持空气新鲜。室内有充足的氧气，才有可能保证心脏有充足的供氧。注意居室内不要使用蜂窝煤炉，居室距厨房应有一定距离，避免油污污染居室空气。

（3）室内应保持适宜的温度和湿度，温度过低易诱发冠心病，温度过高机体代谢易增强，会增加心肌耗氧，均对冠心病患者不利。室内过于干燥会引起口干、心烦等不适。

（4）室内还应选择合适的色调，最好选择浅淡柔和的颜色，可给患者以安静、舒适的感觉。

（5）居室内还应保持充足的光照，阳光可以杀灭细菌、净化空气，但光线不宜过强，以免诱发冠心病。

（6）患者最好住平房，住楼房的患者应尽量乘坐电梯，以免上下楼造成劳累过度而发病。

（7）厕所内应尽量用马桶，以免患者如厕过于费力。

44. 冠心病患者为何要合理安排休息

冠心病患者要预防急性心肌梗死的发生，生活宜有规律。一般冠心病患者的心绞痛发作，大多为每周几次或每日1～2次，每次几秒钟或1～5分钟，患者常可忍受，如果心绞痛发作频繁，疼痛更剧烈，且持续不缓解，则称为梗死前心绞痛或中间综合征，这是不稳定型心绞痛中的一个类型。如果患者面色苍白、恶心不适、冷汗淋漓，甚至感到自己的心脏好像被人用手紧紧抓住，酷似窒息和死亡即将来临，这是急性心肌梗死的早期信号，应引起高度警惕。也有的患者胸痛并不剧烈，但胸部闷胀、沉重，感觉透不过气，猛烈咳嗽，大汗淋漓，面色苍白，四肢冰冷，昏迷，抽搐，这叫作无痛性心肌梗死，危险性很大，也应引起患者的高度警惕。

为了预防急性心肌梗死的发生，如果有冠心病心绞痛的，应做到以下几点：①不宜熬夜，工作时间不宜过长，也不宜长时间看电视；②宜做轻松的运动；③宜定期做心电图及有关的体格检查、血液检查等。

过去人们认为急性心肌梗死患者应绝对卧床休息，以为这样能减轻心脏负担，使心肌得到充分休息和营养供应，但现在看来这些观点并不完全正确。比如，一个人采取坐位时静脉中的血向心脏的回流量只是仰卧时85%，因而坐位时心脏的负荷量不是增加而是减少。当然，卧床休息对急性心肌梗死发病的最初几天的患者来说是十分必要的，而且必须这样做，否则有生命危险。但是如果过分强调绝对卧床休息则是有害无益的。一是长期卧床后，一旦起床，就容易发生心动过速和直立性低血压；二是长期卧床容易给患者造成一种思想压力，产生悲观情绪，对战胜疾病丧失信心；三是长期卧床后，循环血量减少，血液黏滞度增高，容易发生血栓等并发症；四是容易并发肺炎、胃肠功能减退、肌肉失用性萎缩。

世界卫生组织曾建议，无并发症、病情中等程度以下的急性心肌梗死患者，可以住院3周，并在6个月后恢复原来工作。有的国家甚至制定了具体的休息安排。Ⅰ期：即生病的1周以内，患者绝对卧床休息，加以特别护理；Ⅱ期：即发病1~2周内，患者在冠心病监护室内，可以坐靠床或椅子上，修面或坐着吃饭；Ⅲ期：即发病2~3周，可自己穿衣、进食、洗漱、站立等。Ⅳ期：即发病4~8周内，患者可以在室内缓慢散步。Ⅴ期：即发病8~9周，可以恢复病前的常规日常生活。Ⅵ期：即发病10~12周，可以根据自身的体力，适当增加运动，使全身症状得到一定改善，如打太极拳、做保健操等。以后就可以逐步恢复正常生活，不过最初几天，一定要有医护人员陪同，以避免发生意外事故。

冠心病患者由于供给心肌血液的冠状动脉发生粥样硬化，引起心肌缺血缺氧。当运动或体力劳动时，心脏就会加快收缩，以满足全身血液供给的需要。但当心跳加快后,心脏的耗氧量也会随之而增加。冠心病患者由于冠状动脉粥样硬化,血流量受到局限,如果运动量过大或劳累过度,心肌所需要的血液又无法得到满足,就容易发生心绞痛,使病情加重。所以,冠心病患者应避免过度劳累。

45. 冠心病患者如何避免超重

饱餐可增加心脏负担,诱发急性心肌梗死。在猝死有诱因可查病例中,50%以上是由饱餐所诱发。因此,饮食的摄取量对冠心病患者来说很重要,不论哪一种冠心病,任何有益的饮食,其摄取量超过一定限度,对患者仍是有害的。过量的饮食会加重心脏负担,如果患者的代偿能力不足,不能适应这种负荷,过多的食物进入胃肠道,全身血液势必较多地集中胃肠道以助消化,这样可加重心肌缺血缺氧,也容易诱发心肌梗死。

在冠状动脉正常条件下,饱餐可引起血压升高,心肌耗氧量增加,同时冠状动脉扩张,血流量增加;在冠状动脉狭窄条件下,胃扩张后,虽然同样可以引起血压增高,心肌耗氧量增多,但冠状动脉却收缩,血流量减少,从而心肌缺血进一步加重,并可导致各类心律失常的发生。人在饱餐后血中的儿茶酚胺量增高,这种物质极易诱发冠状动脉的痉挛,使冠状动脉血流量急剧减少,引起心绞痛,甚至心肌梗死。

微量元素铜的摄入量可明显地影响冠心病的发病。如果在动物的饲料中减少铜的含量,将可使动物产生冠心病所具有的多数症状,如心电图失常、血胆固醇升高、葡萄糖代谢能力降低、三酰甘油增高、尿酸含量增高等表现。这些表现可使心脏病发作的危险增加。因为保持心脏和血管正常代谢功能需要一些酶,而铜正是这些生物酶不可缺少的部分。当铜的摄入量减少时,酶的功能受到影响,导致心血管代谢异常,从而产生一系列症状。科学家认为,为减少冠心病的威胁,一般成年人每天从膳食中应该摄取铜的量为2mg。但从目前普遍情况来看。有75%的人从每天饮食中只摄取铜的正常需要量的50%。有些地区人们每日摄取量仅为0.8mg。影响铜的摄取量还与下列因素有关:锌摄入过量、维生素C摄入过量、高糖饮食、高脂肪饮食，这些因素都可干扰铜在体内的吸收，造成体内铜的缺乏。

因此，凡有心肌梗死先兆综合征（包括心电图改变、心绞痛等）的患者，切忌暴食和饱餐。平时最好少吃多餐。

46. 冠心病患者为何要远离香烟

吸烟不仅对人体呼吸系统产生危害，而且也易对心脏产生危害，易促使冠心病和急性心肌梗死的发作。流行病学调查表明，冠心病的病死率与吸烟量成正比。烟草的毒素除尼古丁外，还有吡啶、氢氰酸、氨、糖醛、烟焦油、一氧化碳、芳香化合物等20多种有毒成分。吸烟会加速动脉粥样硬化的发生和发展，且能触发急性心肌梗死，香烟中的尼古丁和一氧化碳对冠状动脉的血管壁和心肌细胞具有毒性和致炎作用。尼古丁可刺激肾上腺素的释放，增强心肌的应激性和加快心率，引起血管收缩和血压上升，同时使血小板易于聚集形成血栓，堵塞小动脉。一氧化碳使动脉壁缺气，促进动脉壁合成脂肪酸，使血清胆固醇含量升高，加速动脉粥样硬化的形成。

吸烟者发生急性心肌梗死的机会为不吸烟者的3.6倍。国外的资料都已证实，吸烟者发生心肌梗死的危险性比不吸烟者高2～6倍，且与吸烟量有密切关系，每天吸烟量越多，吸烟时间越长，急性心肌梗死的发病率就越高。男性心肌梗死发病率为女性2～5倍，这与男性吸烟者多于女性有一定关系。此外，心肌梗死与被动吸烟也有关，可见吸烟不仅危害自己，也危害别人。

世界卫生组织建议：①戒烟者自己确定一个停止吸烟的日期，并严格遵守；②停止吸烟者，有些人会出现头晕眼花、烦躁不安、咽喉疼痛等症状，此时不必担心，会在1～2个月内消失；③扔掉自己所有的香烟、烟缸、打火机等；④多喝水，随时备上1杯茶水；⑤加强运动；⑥利用节约的烟钱去买特别想要的物品；⑦改变习惯，避免经过平时买烟的商店，选择另一个地方去吃午餐；⑧别把不愉快的事或喜事作为开戒的借口，因为吸了第1支，就会有第2支、第3支……；

⑨如果担心发胖,自己要特别注意控制饮食或增加运动,其实,吸烟者戒烟后并不是人人都会发胖;⑩不要为将未担心,坚信不吸烟对自己有好处。

47. 冠心病患者如何搓面

在寒冷地区或季节,冠心病患者最好用温水洗脸,不要用冷水。用冷水洗脸时,寒冷刺激可成为一种诱发因素,导致心绞痛的发作。

面部神经末梢和毛细血管分布丰富,经常轻柔地搓按面部,可改善血液循环,增强神经末梢的适应性,达到养颜活血,治疗面部疾病,延缓容貌衰老的目的。按照中医学理论,五脏在面部各有其相对应的区域,面部分布着诸多具有治疗保健作用的穴位,因此,搓面,可以疏通气血,调理脏腑,防病治病,提高抵抗力。

（1）预热：两手掌相对,用力搓动,由慢而快,对搓30～40次,搓热为度。

（2）搓面：手掌搓热后,立即改搓面部。从左侧开始经额到右侧,再经下颌部搓回左侧,此为1周,如此揉搓10余周,再从右到左逆时针揉搓10余周。

（3）用药：根据病情需要,可选用适当中药煎水洗脸,再搓揉面部。木疗法每日早、晚各1次,可坚持使用。

冠心病患者可根据辨证论治的原则选用中药煎水洗脸。瘀血阻滞型：红花15g,桃仁10g；阳虚寒凝型：生姜15g,桂枝6g；阴虚阳亢型：菊花15g,枸杞子10g。搓面后可揉按睛明、迎香、风池等穴位,以清心安神,护卫固表。注意用力适度,以免损伤皮肤。

48. 冠心病患者如何洗澡

冠心病患者洗澡时水温最好与体温相当,水温太高可使皮肤血管明显扩张,大量血液流向体表,可造成心脑缺血。洗澡时间不宜过长,洗澡间一般闷热且不通风,在这样环境中人的代谢水平较高,极易缺氧,疲劳,老年冠心病患者更是

43

专家教您防治冠心病

如此。冠心病较严重的患者应在他人帮助下洗澡。

冠心病患者凡是生活能自理者，都可以进行淋浴，最好是淋浴，因为盆浴时人体浸在热水中，全身皮肤、肌肉的毛细血管皆扩张充血，可使全身有效循环血量相应减少，血压下降，使心、脑等重要脏器的血液供应暂时不足。这种暂时的变化对健康人是无关紧要的，可对冠心病患者来说，却可能是一个致命的威胁。此时冠状动脉狭窄的部位血流变慢而形成血栓，可造成冠状动脉相应部位的阻塞，引起急性心肌梗死。因此，冠心病患者只适宜洗温水澡。此外，洗澡时间不宜过长，浴室内空气不流通，温度高，空气中氧含量较少，对发病也起着"助纣为虐"的作用。在家洗澡时，门窗不要紧闭，以免温度太高和蒸汽过多引起晕倒。如果年长体弱或行动不便，进出浴池等时间的盆、池浴，但要随时观察患者的动态，则可由家人帮助擦身或进行短时间的盆、池浴，生活又不能自理者，严重心律失常于新近发生过救措施。但如果伴有心力衰竭，一般都不宜洗澡，尤其不能进晕厥者，心绞痛发作或心肌梗死发作1周之内者，温高气闷的浴室内洗澡。

冠心病患者对气温变化十分敏感，对外界适应性较弱，冬季浴室应有保暖和通风设备，防止受凉或受热。水温要适宜，水温过低，会引起皮肤血管的收缩，使回心血量猛增而骤然加重心脏负担；水温过高，又会使全身表皮血管扩张，心、脑、肾等重要器官血流减少，发生缺氧而危及生命。冠心病患者洗澡时水的适宜温度为35～40℃，洗澡时间应控制在30分钟左右。洗澡的次数也要因人、因季节而异。冬春季节可每周洗1次。肥胖者皮肤腺分泌旺盛，洗澡次数可酌情增多。

冠心病患者不宜饱餐后沐浴。饱餐后，食物进入了胃肠道，胃肠道需要对食物进行消化、吸收，将营养成分吸收到胃肠道的毛细血管中去，这时，心输出量增加，心脏负担加重；另外，饱餐后，胃膨胀使位于胃上方的膈向上移动，心脏受到挤压，活动空间减少，这也影响心脏的功能，同时使冠状动脉反射性地收缩，心脏的供血更加受到影响。而沐浴会使全身毛细血管扩张，心脏和脑的缺血缺氧程度进一步加重,此时最容易导致猝死。因此冠心病患者应注意不宜饱餐,更不宜饱餐后沐浴。

49. 冠心病患者如何梳头

梳头是人们生活起居的重要内容。头发能防晒保暖,保护头部,减轻或避免外来伤害,同时还担负着部分代谢功能。头发的润泽荣枯和颜色变化反映着机体的健康状况。头部的血管、神经丰富,手、足三阳经在头面部交接,故头为诸阳之会。梳头疗法,可预防脱发,醒脑提神,养颜活血,调节脏腑经络,因此具有防病治病、延年益寿的作用。梳头对冠心病有调理作用。同时,作为一种养生保健的方法,它对解除疲劳、缓解大脑皮质的紧张状态也有显著效果。

(1)用梳子梳头:选择桃木梳、柳木梳、牛角梳、胶木梳等,每天在起床后、午休后、临睡前各梳头1次。梳头时分别在头正中、两旁、颞侧由前向后平稳移动,用力均匀适中,以局部略有酸胀感为度,梳理速度为每分钟25~35次。

(2)用手指梳头:两手掬成爪状,以指尖轻轻抓揉头皮,像洗头一样,分别从正中、两旁、颞侧由前向后梳理,经过有头部穴位的地方时可加重指力。每次3~5分钟,每日2~3次。梳理后用拇指在印堂及两侧风池穴上各按揉100次。

50. 冠心病患者如何睡个好觉

冠心病患者睡眠时若采取仰卧式,常出现呼吸暂停,有的甚至被憋醒。这是因为舌根松弛下垂,容易堵塞呼吸道,出现呼吸困难。临床上会看到虽然有呼吸动作,但无呼吸声音,这种情况可持续数秒、十几秒甚至更长。结果导致血液中的二氧化碳难以排出。当二氧化碳蓄积到一定程度后,则会兴奋大脑皮质,反射性地增加呼吸,促使呼吸再现。当体内缺氧时,可使动脉壁的内皮细胞通透性增高,血管壁内膜下的脂质沉积,促使动脉粥样硬化形成,从而使冠心病发病率增高。当冠状动脉粥样硬化和供血不足的情况下，由于心肌缺氧，可诱发心绞痛，加重病情。上午9时冠心病发作的机会比晚上11时要高3倍，这可能是夜间入睡时因身体姿势不当导致心肌缺氧，起床后又增加心肌活动量所造成的。因此，冠心病患者忌仰卧，宜侧卧。

在炎热的季节或室温过高时，不可在电风扇吹风的情况下睡觉。因为电风扇转速固定，使室内空气的流动和振动以一定的频率进行，会使人产生乏力、失眠等症状，对冠心病患者康复不利。如果风扇吹得过久，还会产生打喷嚏、流涕、肩痛、头痛等症状。

早上或午睡起床时，不要突然坐起或下床，醒来后先活动一下肢体，做一些起床前的准备动作。因为睡眠时心率变慢，心脏供血相对减少，突然起床时心脏负荷加重，容易诱发心绞痛。

心绞痛患者一天之中最容易发生心肌梗死的时间是睡眠时，其次是早晨，而睡前和早晨散步，能够防止心肌梗死的发作。睡眠时，身体活动水平下降，心输出量减少，处于休息阶段，此时血管内腔变得狭窄，血压处于一天中的最低点，脂肪容易在毛细血管内沉淀，晚饭后，由于摄取了营养物，血液变黏稠，到天亮时血液更黏，黏稠的血液处于没有弹性的细小血管中，就很容易导致脑梗死和心肌梗死。晚间散步可使下肢肌肉的末梢血管畅通，血流加速，新陈代谢增加，血液中的陈旧废物容易排出体外，这样血流就处于畅通无阻的状况。而早晚散步10分钟，并在散步前饮1杯水，由于水被胃肠吸收进入血管内，血液会变得稀薄，能防止心肌梗死的发作。

心绞痛患者宜采取头高足低的睡眠姿势。心绞痛患者在夜间睡眠时应采取头高足低的姿势，即床头比床尾高出20～25cm，这样就可以减少心绞痛发作。一组患者平卧位时心绞痛每晚发作2～7次，采用头高足低位的睡眠姿势后，每晚减少到0～1次。采取头高足低位这样的睡眠姿势可减少回心血量，使中心静脉压和肺动脉舒张压明显下降，从而减少心绞痛发作。

午睡和冠心病发病率的关系很大。调查表明，因轮班工作不能午睡者的冠心病发生率明显增高,而每天午睡30分钟可使冠心病的发生率降低30%。北欧和北美的冠心病发病率之所以较高,就是与缺少午睡有关。因此,冠心病患者宜坚持每天午睡。

51. 冠心病患者如何防止便秘

便秘是心绞痛、心肌梗死的诱发因素之一,大便干燥费力是冠心病的一大禁忌。发生便秘和发生冠状动脉血管粥样硬化的共同点在于饮食过分精细,饮食中缺少膳食纤维。而保持大便通畅,不仅有利于排出体内的胆盐、脂肪,降低血脂,预防冠状血管的粥样硬化,同时,对已有冠状动脉粥样硬化心脏病的患者,应保证大便通畅,养成每天定时排便的习惯;大便时不可过分用力,以免引起心绞痛或心肌梗死发作。最好使用马桶或坐便器,这样比蹲着大便省力得多。日常生活中多吃富含膳食纤维的蔬菜、水果、核桃、芝麻等食品,每天坚持做1~2次腹部按摩,顺着升结肠、横结肠、降结肠的走向顺时针做环形按摩,动作宜轻、缓;或便前叩击尾骨部数分钟,保证大便通畅;必要时可用缓泻药,或用开塞露帮助大便,不要用力摒便。

冠心病患者应多吃富含纤维素的蔬菜水果。蔬菜如胡萝卜、菠菜、芹菜、青菜等含有大量纤维素,它们在胃肠道中易被消化酶破坏,能吸收大量水分,使大便软化,增加肠内容物,并可刺激胃肠蠕动,使大便通畅;水果如香蕉、苹果等,因含大量果胶质,也可起到润肠作用。同时要注意饮水量,入水量不足,也会使大便干而不易排出,每天饮水量至少应2000ml。

便秘与运动有着直接的关系。运动方式应因人而异,因病而施,量力而行。如做腹部环行按摩,轻压肛门后部,通过局部刺激,促进肠道蠕动而有利于大便排出。

由于大便干结带来的不适,可使患者处于焦虑状态,导致心率、心房内压居高不下。因此,应稳定患者情绪,解除患者顾虑。在床上排便者,应给予遮蔽,防止干扰。如果习惯于晨起大便,可在起床后先饮1杯淡盐水或白开水。

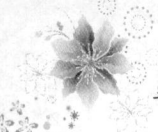

冠心病患者给予一定量的脂类，如花生油、豆油、菜籽油等，不但能直接润肠，而且其分解产物的脂肪酸还有刺激胃肠蠕动的作用。

冠心病患者引起的便秘，除采取以上针对性的措施外，应指导患者养成定时排便的习惯。在肠道没有梗阻的情况下，可采用一些积极的措施，如适当服用一些缓泻药，如番泻叶、通便灵、酚酞片等，或外用开塞露、肥皂栓等，使大便易于排出；必要时可用人工取便法，以协助患者及时排便，解除患者的痛苦，预防因大便干结而导致本病复发或引起严重后果。

52. 冠心病患者为何性生活宜有度

性生活是一种特殊的身心活动，全身要做较大的运动。其消耗能量为17～25kJ/min，与打羽毛球的运动量相似。在这过程中人的血压会升高，心率会加快，最快要达130次/分。这样大的运动量，冠心病患者是否能承受，这要从患者各方面的情况来考虑。一般说来，年龄在50岁以下，能上三层楼而无不适的患者可以过性生活，为了预防冠心病发作，可在性交前服硝酸甘油。如果上三层楼后心率在110次/分以下，身体感到不适者，暂时不要过性生活。如果上三层楼后心率达110次/分以上，并有气喘、头晕、心绞痛、极疲劳者，禁止性生活。在性交中或性交后，如心率达120次/分以上，并有心慌、胸闷、气短等症状者，也应禁止性生活。另外，患急性心肌梗死康复后3～4个月内，也不宜进行性生活。

性爱是夫妻生活中不可缺少的内容，适度而和谐的性生活可以给夫妻双方带来很大乐趣，也是维系正常夫妻关系、增进感情的必要方式。从这种意义上讲，患各种疾病的人，包括冠心病者也都需要性生活。然而，很多冠心病患者由于担心过性生活会加重病情，或者诱发心绞痛甚至心肌梗死，而不敢进行性生活。其实，大部分冠心病患者，急性发作后经过治疗和康复休养，心脏功能恢复较好时，可以进行适度的性生活。

性生活会增加心脏负荷，有诱发心绞痛、心肌梗死甚至猝死的可能，但出现这种意外情况所占的比例是很少的。日本对5559名猝死者进行了调查，仅有34名发生于性交期间，占死亡总数的0.6%，这34名中只有18名是死于心肌梗死，其余则是死于脑血管意外或其他疾病；美国的调查也表明，性生活并不是引起心肌梗死的重要诱因。事实上，人们每日的活动强度，与性交时的用力强度相近。尽管性生活会增加心脏负荷，但其强度并不显著高于日常活动。故性生活诱发冠心病急性发作的概率并不高。

冠心病患者在性交前不要饱餐、不饮酒、不要使用性兴奋剂，性交过程中避免过度兴奋、压力感和紧张感。如果性交过程中出现胸闷、心悸及气短等症状时，应立即停止，并服用硝酸甘油等药物。毕竟性生活涉及生理、心理等多个方向的变化，性生活的兴奋、激动、紧张和患者的忧虑、恐惧、压抑感，对心脏负荷都有影响，特别是精神变化剧烈时，肾上腺素分泌增加，对心脏的影响比较大。因此，那些心绞痛频繁发作或急性心肌梗死后6个月以内的患者，尤其是并发心力衰竭或各种室性心律失常者，不要急于进行性生活。

53. 冠心病患者如何控制血压

高血压是冠心病最主要的危险因素之一。防治高血压，对预防冠心病，降低病死率具有重要意义。定期测量血压是早期发现症状性高血压的有效方法。对有高血压病史家族中的人，从儿童起就应定期检查血压，学龄儿童正常最高值为120/80mmHg。对无高血压家族史的人，从40岁起应定期测量血压，有的高血压病患者可维持10～20年无症状，一旦发现已是2期以上。研究表明，摄盐量与高血压发生率成正相关。终身低钠饮食的人，几乎不发生高血压。世界卫生组织规定每人每天的食盐摄入量为3～5g，这对预防高血压有良好的作用。有高血压家族史的人，最好每天只吃2～3g盐。当血压在140～154/90～92mmHg时称为临界高血压。临界高血压多无症状，但必须予以足够重视。美国45岁男性中，舒张压为95mmHg者，5年病死率较血压正常者高2倍。对于临界高血压宜先用自然疗法。胖人高血压的患病率，是体重正常者的2～6倍，而降低体重则可使血压正常化。有人对中度高血压进行5~10年的观察，发现平均体重下降5%，曾使2/3依靠药物降压的患者放弃服药；降体重还可明显减少降压药剂量。控制高糖、高脂食物、少食多餐，积极参加运动是减肥的重要方法。

54. 冠心病患者为何宜做热水局部浸浴

对有心绞痛发作者，除正常沐浴外，还可用肢体热水浸浴。其方法是在适当的容器中，注入38~40℃热水，然后将双前臂或小腿浸入，时间20~30分钟，每日1次，20次为一疗程。

值得一提是，虽然冷水浴能促进人体周围血管的血液循环，增强皮肤毛孔的开合功能，长期坚持冷水浴可提高机体的抗寒力，但对于冠心病患者来说却是有害的。因为患者受到冷水的刺激后，可引起全身小动脉收缩，心脏射血阻力增加，心肌耗氧量也随之增加，冠心病患者因无法增加冠状动脉血流量，致使心肌缺血而可能导致心绞痛。

55. 冠心病患者如何森林浴

森林浴是近些年在国外推行并渐渐流行起来的一种自然疗法，它利用森林的自然环境影响人体，促进疾病康复。例如，在美国、英国等国家，选择青山绿水的田间乡野，修建了许多造型别致的疗养所，接纳患者进行治疗。

森林浴通过苍翠碧绿的森林的特殊绿色作用，来调节人体的神经系统功能，减少人为的刺激。进行森林浴，可以使人呼吸新鲜空气，有利于人体呼吸系统和循环系统的正常运行，促进人体新陈代谢，提高人体免疫力，从而达到降压目的。从心理因素看，森林中优美的环境，使进行森林浴者全身心地投入了大自然的怀抱，把一切紧张、烦恼、拥挤、喧嚣抛于脑后，使人焕发青春活力，激发热爱生活的情趣，从而充分调动机体的潜能，使人健康长寿。

冠心病患者进行森林浴时，宜采用静式疗法，只限于在林中散步，不必辅以体操类活动，时间为1~2小时，每日1次，疗程可从1周至2个月不等，患者可自行酌情而定。冠心病患者进行森林浴时，应有医护人员或家人陪护，防止发生意外。

三、防治冠心病从合理饮食做起

✻ 56. 冠心病患者要注意平衡膳食

食物的种类繁多,每种食物所含的营养成分差异很大,而人体要获得全面而均衡的营养,对食物既有量的需求,又要求有适当的比例搭配。无论何种营养素,不足和过量对身体都是有害的。根据各种食物所含的营养素对食物进行合理搭配与烹调,以完善机体的营养需要与膳食供给之间的平衡关系,这就是平衡膳食。

食物大致可分为五类:一是谷类,主要供给热量、糖类、无机盐和B族维生素,尤其是维生素B_1;二是鱼肉蛋禽类,主要供给蛋白质、脂肪、钙、磷、铁、维生素B_2、维生素B_{12}等;三是豆类及豆制品,主要供给蛋白质、脂肪、糖类及B族维生素;四是蔬菜、水果类,主要供给膳食纤维、无机盐、维生素C和胡萝卜素等;五是纯热量食品,如动物油和植物油、食糖。合理安排饮食就是要把以上食物按比例科学地搭配起来,每天从这五类食物中选择不同的食物。但要进行精确地计算,在日常生活中是不可能的,实际上也没有必要那么复杂。

上述食物中,第一、第三、第四类食物可以自由摄取,第二类食物应适量摄取,第五类食物应限制摄取。一种比较合理的粗略估算方法是,每天进食的粮食占25%左右，蔬菜、水果占30%左右，肉类5%左右，豆类15%，蛋、奶10%左右。从热量分配来看，最佳的膳食构成方案是使谷类食物提供的热能占总热能的55%左右。这种膳食结构既保留了我国人民膳食的传统习惯；又提高了营养水平，还可避免西方国家高蛋白、高脂肪膳食的缺点，从而可以预防冠心病等心脑血管疾病的发生。

✱57. 冠心病患者要控制热量和体重

热量是指食物中的产热营养素在机体内经过分解代谢而释放出的能量。食物产生的热量，是维持生命各种活动所必需的，也是维持人体体温的物质基础。人们每天都要消耗一定的热量，同时又从食物得到不断的补充，热量平衡就是使能量的摄入与消耗大致相等。如果进食热量不足，会引起消瘦；进食高热量食物过多，过剩的热量就会转化成脂肪在体内积存起来，导致冠心病等一系列疾病的发生。因此，保持机体的热量平衡、控制体重是膳食合理性的重要标准。

要控制体重，首先要控制每日饮食总量，其次在饮食结构上要合理搭配。正常成年人中度体力活动时每天所需热量为11 552kJ左右，而每克蛋白质、脂肪和糖类在人体内分别产生16.74kJ、37.66kJ、16.74kJ的热能，可见脂肪的产热量是等量蛋白质或糖类的2倍多。一般认为，三种产热营养素向人体提供的热能比例应是糖类占60%～70%，脂肪占20%～25%，蛋白质占10%～15%。因此要吃低热量与高营养素的多样化食物，如多吃水果、蔬菜，少吃动物脂肪，少吃糖及高糖制品，适量的瘦肉、鱼类、豆制品，适量的淀粉和纤维。最后从饮食上控制体重要持之以恒，同时要注意体重减轻的幅度短期内不宜过大。

对于中老年人来说，控制体重显得尤为重要，特别是轻体力劳动者或脑力劳动者（如中老年知识分子），由于活动量较少，进食高热量饮食更容易发胖。因此，已经发胖的要下决心减轻体重，没有发胖的要防止肥胖。

控制总热量可维持热能平衡，能防止肥胖，使体重达到并维持在理想范围内。肥胖者合并冠心病较正常体重者多。因此，控制体重是防治冠心病的饮食环节之一。

减少热量的摄入，供给足够的水果、蔬菜和适量蛋白质，有助于健康长寿。我国对广西巴马县长寿老人的食谱调查分析发现，每日摄取热量要比一般老人低2093.4kJ。相反，过量地摄取食物，造成体内热量过剩，脂肪蓄积可导致肥胖，而肥胖又是冠心病的高危因素。据调查，动脉粥样硬化性心脏病的患病率，胖人较瘦人高出2倍。适当节制饮食对健康颇为重要，饮食过饱会使血液大量集中于胃肠部，导致供给心脏和大脑的血液减少，心肌缺血、缺氧，故冠心病患者往往于饱餐后发病。此外，胃的饱胀，势必造成横膈上移，压迫心脏，心脏射血减少，很容易引起心、脑等重要器官的缺血、缺氧，以致诱发或加重心血管和脑血管疾病。

对于冠心病患者来说，食入量以维持正常体重为宜。如有超重，应减少热能摄入以降低体重。判断体重是否正常的简便方法是以身高厘米数减去105作为体重上限，即体重＝身高（cm）－105，超过者为超重。如果原来已经超重，通过限制饮食使体重下降以后，血压、血脂及冠心病症状就皆能随之减轻。

胆固醇的每日摄入量不应超过300mg/d，脂肪的摄入不应超过总热量的30%，其中饱和脂肪酸应控制在占总热量的10%以内。应增加膳食中的多不饱和脂肪酸，使饱和脂肪酸与不饱和脂肪酸、多不饱和脂肪酸的比值为0.7∶1∶1。

少吃或不吃蔗糖或葡萄糖等简单的糖类。糖对于人体来说是十分重要的，人体所需的热量50%以上是由糖类食物提供的。我国人民的饮食结构是以米、面为主食的，其中含有大量的糖类。从正常的饮食中，人们已经获得足够的糖，甚至已经超过人体的需要量。随着人们生活水平的提高，对含糖量高的点心、饮料、水果的需求和消耗日益增多，使摄入的糖量大大超过人体需要。过多的糖不能及时被消耗掉，多余的糖在体内转化为三酰甘油和胆固醇，促进了动脉粥样硬化的发生和发展，有些糖转化为脂肪在体内堆积下来，久之则体重增加，血压水平上升，使心肺负担加重。贮存在肝脏内，则成为脂肪肝。瑞士专家们研究了1900～1968年食糖消耗量与心脏病的关系，发现冠心病的病死率与食糖的消耗量呈正相关。

总热量限制在标准量以内，使体重维持在标准水平，如果超重（标准体重±5kg为正常），应进一步限制总热量，或适当增加体力活动。提倡多食新鲜蔬菜和水果，食用豆制品和植物油，尽量少吃富含饱和脂肪酸或胆固醇过多的肥肉、动物油、高脂奶品及蛋黄、动物内脏等食品。

要做到节制饮食，控制体重，注意热量分配是很重要的。要避免过饱，最好少食多餐，如每日吃4~5餐。若1日3餐，合理的分配方案是：早餐占当天总热量的30%~40%，中餐占40%~50%，晚餐占20%~30%。而人体需要的三大营养素的百分比，应以蛋白质占13%~15%，脂肪占20%以下，糖类占65%~70%为宜。如有高脂血症，则脂肪和糖类均应相应减少。

冠心病患者多半体重超过正常值，于是，许多冠心病患者错误地认为身体肥胖是导致冠心病的原因之一，认为采取节食的方法可以减轻冠心病。但结果适得其反，单纯地过分节食可引起心肌梗死的发作。过分节食者之所以发生心肌梗死，这是因为长期严格控制饮食而缺少糖类，从而引起部分心脏组织发生变化。即使在医师的监护下严格节食的患者，如果每天摄取的饮食过低，也会导致心肌梗死，因此，肥胖的冠心病患者不能自作主张地节食。

✱58. 冠心病患者要做到膳食个体化

合理的饮食既要符合一般的营养卫生要求，又要注意个体化的原则，因为不同的年龄、性别、职业和不同的生理、病理状况下人对膳食的要求是不一样的。对于老年人来说，其生理特点决定了膳食营养有其特殊性。在膳食中要注意这样几个问题：①热能摄取不宜过多，65岁以上的老年人，每日总热量一般控制在6694.4~8368J；②膳食中蛋白质总量不宜过多，一般每日宜为60~70g，占总热量的12%~15%，但要供给足量的优质蛋白质；③避免过多甜食，特别是蔗糖和果糖，尽量以淀粉为主；④低脂饮食，每日脂肪摄取量控制在50g左右，占总热量的20%~25%；⑤避免过咸食物，适当增加钙的摄入（每日0.6~1g），多种维生素，充足的纤维素和水分；⑥切忌暴饮暴食，这对于冠心病患者来说是十分重要的。与健康人相比，冠心病患者的消化功能、解毒能力、血管弹性都有所下降，经不起暴饮暴食的冲击，往往会导致心绞痛、心肌梗死的发作。

59. 冠心病患者要控制脂肪摄入

随着人民生活水平的提高，含饱和脂肪酸多的食物，如肉类、蛋类、奶制品等摄入增加，饱和脂肪酸和胆固醇摄入过量，是导致高血脂的主要膳食因素，高血脂又是冠心病的主要诱因之一。故应控制脂肪摄入，使脂肪摄入总量占总热量20%~25%以下，其中动物脂肪以不超过1/3为宜。

冠心病的发生，与食物构成和饮食习惯有着密切的关系，尤其是大量摄入脂肪含量高的食物，会使血液里的胆固醇、血浆脂肪、血浆脂蛋白的含量升高，这是导致冠心病发生的重要原因。含胆固醇高的食物对冠心病的发生会产生影响，特别是食物所含脂肪的质量。

我国最常见的植物油是花生油、豆油、菜籽油和芝麻油。现代研究表明，豆油中不饱和脂肪酸含量较高，有利于降血脂，防止动脉粥样硬化。近年来，为了降低血脂而制作的玉米油、麸油等，一般作为药物辅料使用。动物油在我国最常见的是猪油、羊脂、牛脂等。应该指出，鱼油虽然也属动物油，但鱼油的脂肪酸碳链比植物油更长，不饱和程度更高，因而具有更好的降胆固醇作用。带鱼的胆固醇含量并不高，而不饱和脂肪酸很多，因而冠心病患者经常适量吃些带鱼是有益的。

另外，饮食中脂肪过低对冠心病患者反而不利。一些冠心病患者认为饮食要低脂肪低胆固醇，因此不敢吃肉类和鸡蛋、牛奶，甚至连植物油都很少吃，以致身体日渐消瘦。由此造成年人的血红蛋白很低，供应心肌的冠状动脉血液带氧量减少，引起心肌缺血。在这种状态下，只有靠加快血液循环来补偿。加大血液循环自然会加大心脏的工作量，由此形成恶性循环。重度贫血对心脏健康的人也可导致贫血性心脏病，对冠心病患者危害更大。因此，冠心患者过分强调低脂肪低胆固醇饮食，是不正确的。

三、防治冠心病从合理饮食做起

✻ 60. 冠心病患者要控制胆固醇的摄入

胆固醇是一种类脂成分，在动物内脏、动物脂肪、蛋黄中含量较高。长期大量摄入胆固醇，会使血清胆固醇升高，高胆固醇血症会导致血液凝固性增高和冠心病、心绞痛、心肌梗死的危险性增加。因此，应少吃含胆固醇的食物。但是，少吃不等于不吃。胆固醇作为食物的一种正常成分并非是可有可无的，即使对有心血管疾病的患者也是如此，胆固醇摄入量应控制在每日300mg以下。维持细胞膜和神经纤维的完整性必须要有胆固醇参与，另外，它还是合成维生素D和类固醇激素的前体物质，可见其生理功能相当重要，只是在过量时才有害。绝对禁食胆固醇，机体缺少外源性胆固醇，必然通过自身调节增加内源性胆固醇的合成，加速体内脂肪分解，并把糖类转化为脂肪，如果长期处于低胆固醇血症状态，反而会出现继发性高脂血症，同样促进动脉粥样硬化。另外，含有胆固醇的食物都是动物性食物，有优质的蛋白质和许多其他营养素，适量的摄取对人体是必须的。

胆固醇是人体必不可少的。人体是由许许多多细胞组成的，而细胞具有其形态、功能的细胞膜，以及细胞本身许多内部结构均由胆固醇组成。而且细胞之间传递信息，发挥重要生理功能的激素，有不少就是由胆固醇转化而来的。另外，胆固醇还可以为人体提供能量。因此，健康人的血中总是含有一定量的胆固醇以供人体代谢的需要。目前认为，血清总胆固醇含量在2.8～6.0mmol/L属正常范围。

显然，血中胆固醇含量过低对人体也是不利的。它除影响人体正常生理代谢，使人体细胞、组织和器官的功能降低外，还可诱发一些疾病。调查发现，体内胆固醇低的人患脑部疾病的可能性更大。与因血管壁脂肪沉积较多患有动脉粥样硬化的人相比，血中胆固醇低的人死于脑出血的可能性是前者的3倍。另外，血中胆固醇低的人易患癌症，国内有一些专家通过对癌症患者的调查，发现其血脂大多偏低。

怎样做到合理地平衡胆固醇饮食呢？一要控制总量，二要做到荤素搭配。

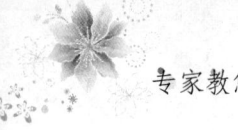

蔬菜、水果可抑制胆固醇的吸收，纤维素可以缩短食物通过肠道的时间，促进胆固醇的排泄。含不饱和脂肪酸的植物油能促进胆固醇的氧化，增加血胆固醇的转运，从而降低胆固醇的含量。植物油与动物油的比例以1∶0.7为宜。对鸡蛋不必过分禁忌，虽然蛋黄中胆固醇含量高，但同时还含有卵磷脂，卵磷脂又具有降低血浆胆固醇的作用。另外，蛋黄中的不饱和脂肪酸可与胆固醇结合变为胆固醇脂，增加胆固醇的流动性，从而减少胆固醇的沉积。一般说来，病情较轻、活动量较大的非肥胖的中年冠心病患者，每天吃1～2个鸡蛋，或150～300g肥肉是可以的，不宜吃得太多。而对于年龄较大者和肥胖者，尤其是血胆固醇已远高于正常水平的人，则对吃鸡蛋、肥肉应有所节制，每天吃鸡蛋不宜超过1个，或者只吃鸡蛋蛋白不吃鸡蛋黄；吃肥肉每天应不超过150g。也有人建议，患有高脂血症的患者每周最多吃3个鸡蛋或600g肥肉或含胆固醇相当的其他食物。

　　由于个体差异的存在，针对每个人究竟能否吃鸡蛋或肥肉、吃多大的量，最重要的还是观察自己吃鸡蛋，或肥肉后血胆固醇水平的变化。例如，可以做一个试验：每天吃1～2个鸡蛋，或150～300g肥肉，连续吃半个月后检查血脂，如果血胆固醇无明显上升，就可以继续吃；如果吃后血胆固醇迅速上升，那就得控制食入鸡蛋、肥肉的量了。可根据各人具体情况不吃或尽量少吃。

　　日常生活中人们的食物是丰富多样的，不可能仅局限于某一种食物。因此，有必要根据每日进食胆固醇的量外，合理安排一些摄入含胆固醇食物的比例。在进食鸡蛋、肥肉时除注意两者胆固醇的量外，还得注意它们与同时进食其他含胆固醇食物的比例。如每450g瘦牛肉、瘦猪肉或瘦羊肉及250g鸡肉所含的胆固醇也都是300mg左右。有心血管疾病者可依据上述食物中胆固醇的含量、自己的血胆固醇水平，合理安排饮食，计划每日吃鸡蛋、肥肉，以及其他含胆固醇食物的量。做到摄入一定量的胆固醇既能供人体正常代谢所需，又能使血中胆固醇水平降低。这样在控制病情、延缓病情发展的同时，对人体的健康也无不利的影响。

　　据荷兰的研究人员发现，多吃鱼肉能明显减少因心脏病发作而导致的死亡，并劝人们在食谱中增加些鱼类，对健康是有益的。研究人员认为，吃鱼之所以有这样的功能，是因鱼组织中含有大量脂肪酸（应为不饱和脂肪酸），可以改善血小板和白细胞的功能，防止血管壁硬化。研究人员对一所大学852名中年男子进行为时20年的调查，其中有78人死于心脏病，而这些人都是不喜欢吃鱼的；其余患冠心病的人，吃鱼越多，死于心脏病的越少。另外的调查也证明，因纽特人人患心脏病较少，其原因之一就是他们平均每天食鱼0.1kg。

61. 冠心病患者要宜控制食糖的摄入量

对冠状动脉粥样硬化性心脏病的病因有一种新的学说，认为冠心病的病因并非单纯由过量摄入动物脂肪所引起，而食入过量的糖也是引起冠心病的原因之一。因为糖可以刺激体内合成过多的胆固醇，并使血液中的总胆固醇含量升高。国外有资料表明，在南大西洋中有一个圣赫勒纳岛，岛上的居民很少吃动物脂肪，但每人每年耗糖量在45kg左右，冠心病患者的比例却很高。相反，在非洲的马赛部落，尽管他们以肉食为主，但耗糖量少，冠心病患者却很少。因此，冠心病患者宜控制食糖的摄入量。

62. 冠心病患者要合理食用蛋白质

应适当增加植物蛋白，尤其是大豆蛋白。其适宜比例为：蛋白质占总热能的12%左右，其中优质蛋白占40%~50%，优质蛋白中，动物性蛋白和植物性蛋白各占一半。对于冠心病患者来说，单从补充蛋白质的角度来看，似乎应强调进食动物性蛋白质。但动物性食物又有饱和脂肪酸过多之弊，故应充分利用动物性蛋白质和植物性蛋白质的互补作用，适量从植物性食物中摄取蛋白质，尤其是多食豆类，使植物性食物中的氨基酸模式符合人体需要。豆类还有降低血液胆固醇的作用，这是因为豆类含植物固醇较多，有利于胆酸的排出，胆酸被重吸收的量减少，胆固醇的合成随之减少。通常食用的豆制品有豆腐、豆浆、豆腐干、干豆腐、豆腐脑、黄豆芽等，冠心病患者可根据自己的嗜好选择食用。

63. 冠心病患者要吃五谷杂粮

控制膳食中的热量，限制过多的糖类食物的摄入，也是冠心病患者合理饮食的重要内容，但这并不是说冠心病患者应该采取"饥饿疗法"。从营养角度讲，应增加体内的蛋白质和维生素，使体内达到营养平衡，尤其是维生素的摄入更为重要。大剂量的维生素PP可降低血清胆固醇的浓度。大剂量的维生素C除具有降低胆固醇的作用外，还有改善冠状动脉循环，保护血管壁，减轻高脂饮食引起的血管病变的作用。在自然界的食物中，维生素PP和维生素C的分布很广。如谷类的外皮及胚芽、酵母、花生、猪肝、豆类及其他肉类食物等，含有比较丰富的维生素PP；而新鲜蔬菜和水果中，维生素C的含量很丰富。

此外，食物中的纤维素对冠心病患者有一定的治疗作用，故摄入一定量的纤维素可阻断胆酸的肠肝循环，降低胆汁和血中胆固醇浓度，对防治动脉粥样硬化有良好的作用。食物纤维在体内虽然不被消化吸收，但能促进肠道蠕动，特别是果胶，在吸水后体积膨胀，增加粪便的体积和重量，有利于粪便排出，避免便秘，从而可防止心绞痛及心肌梗死的发作。食物纤维广泛存在于谷类、豆类种子的外皮和植物的茎、叶中，芹菜、韭菜等蔬菜和海带中含量也非常丰富。

由此可见，提倡"食不厌杂"很有必要。要多食五谷杂粮，因为谷类中含有大量的蛋白质、糖、多种维生素及无机盐等。蔬菜和水果中，含有维生素和纤维素。故饮食品种要多样化，以求摄入各种不同的营养素，特别是冠心病患者，应当提倡饮食少荤多素，粮蔬混食，粗细混食，多食水果和经常"调换花样"，避免"偏食"，以促进疾病康复。

64. 冠心病患者吃盐要注意什么

食盐不仅是人类膳食中不可缺少的重要调料，也是维持人体正常生理功能不可缺少的物质之一。每100g食盐中含钠40g。每个成年人每日需要钠3~5g。食盐摄入量过高是导致高血压的高危因素，高血压又是冠心病的危险因素之一。有相当比例的冠心病患者患有高血压，而高血压又有促进冠心病发生和发展的作用。因此，控制高血压并设法降低血压水平，对冠心病的防治具有重要意义。同时，钠也可促进血液循环，增加心排血量，直接增加心脏负担，对心脏血流供应不足的冠心病患者是不利的。为此，对已患有高血压的患者，限制食盐可作为一种非药物性治疗手段。

冠心病患者应限制每日进食多少食盐的问题，要根据患者是否同时患有高血压病以及高血压病的病情来确定。有高血压病及高血压病家族史者，每日应限制在3~5g。冠心病伴有高血压的患者应根据自己的情况，逐渐限制食盐的用量，使自己的口味逐渐习惯于低盐膳食。有一种做法是在烹调菜肴出锅前，将盐撒在食物上，这样盐味便可以明显地感觉出来；还可利用糖、醋、香料等调料来增加食物的味道，以减少食盐用量。食用市售的低钠盐，也是限盐的一个好办法。

如果应用促进钠排泄的药物时，常常也增加钾的排泄，造成体内缺钾。因此，用药期间，应多吃含钾丰富的食物，如五谷杂粮、豆类、肉类、蔬菜和水果等，因为钾具有保护心肌细胞的作用。

食盐与高血压的关系是很明显的，高盐饮食的后果是增加血容量，从而增加心血管的负荷，对于一般人来说，每天的食盐摄入量最好控制在12g以下；对于老年人来说，每天吃6~8g。世界卫生组织建议预防高血压时摄入食盐量小于每天5g。

65. 为什么冠心病患者不应完全吃素食

为了身体的健康，我们必须每天摄入充足的营养，包括蛋白质、脂肪、糖类、维生素、无机盐、水和纤维素等。这些营养物质都是从饮食中获得的。很多冠心病患者推崇素食，认为素食不会导致血脂增高，不会加重冠心病。但长期素食易导致某些人体必需氨基酸、维生素及微量元素缺乏，这些对冠心病患者是不利的。植物油虽然含有不饱和脂肪酸，但是易使人早衰，动物性食物含的不饱和脂肪酸同样可以满足机体生理活动的需要，又不会引起动脉硬化及早衰。由此可见，冠心病患者不宜完全素食，而应合理地搭配饮食，以保证机体充足的营养。

66. 冠心病患者能吃鸡蛋吗

鸡蛋里的胆固醇含量较高，因此，很多患者担心长期吃鸡蛋会升高血脂，以至于加重冠心病。很多国家的医学家和营养学家对这一问题进行了研究，研究表明，这一担心是完全多余的。

鸡蛋是一种营养丰富的食品，它富含有氨基酸、蛋白质、脂肪、卵磷脂、维生素、钙、磷、铁等，这些是人体所必需的，而且易于人体吸收。比如，与同等重量的牛奶相比，鸡蛋中含有的蛋白质比牛奶高4倍，含有的维生素A比牛奶高10倍，含铁量比牛奶高20倍。鸡蛋中的氨基酸最适合人体吸收，蛋黄中的卵磷脂被吸收后，可以使血中的胆固醇和脂肪颗粒变小，并浮在血液中，从而不易滞留在血管壁上。鸡蛋含有丰富的胆碱，胆碱在体内经过转化后，可以兴奋大脑，增强记忆力，老年人常吃鸡蛋可以延缓记忆力衰退。

对于脂质代谢正常的患者吃鸡蛋是有百利而无一害的。因为人体内的胆固醇有两个来源：一是从食物中来；二是由肝脏合成的，从食物中摄取的胆固醇多，那么肝脏自身合成的胆固醇就会减少。因而脂质代谢正常的人每天吃1~2个鸡蛋不会引起不良后果。但是，毕竟鸡蛋中含有较高的胆固醇，脂质代谢紊乱的冠心病患者最好少吃或不吃鸡蛋为宜。

67. 冠心病患者能喝牛奶吗

牛奶也是一种营养丰富的食品。有人认为，牛奶中含有奶油，担心会增加血脂。据专家研究，这一想法也是多余的，牛奶中的胆固醇含量很低，不足以引起血脂增高，牛奶中的钙和胆碱能减少胆固醇的吸收，促进其排泄，而我们喜爱的酸奶是牛奶经过发酵做成的，其中含有的牛奶因子具有降低血液中胆固醇的作用，因此，常喝牛奶是不会增加血脂的。

三、防治冠心病从合理饮食做起

另外，牛奶中含有人体必需的8种氨基酸，这些氨基酸只能从食物中摄取。有些氨基酸如蛋氨酸，有助于维持人体的生理、心理平衡，还能够促进钙的吸收以及预防感染。牛奶中所含的蛋白质能清除血液中过量的钠，有助于保持血管的弹性，防止动脉硬化。牛奶还被认为是钙的最好的来源，钙是人体不可缺少的重要元素，骨骼需要大量的钙，组成人体的每个细胞都需要钙，钙对血脂以及在血液中运输血脂的脂蛋白的含量都有影响。据实验报道，缺钙会使血脂增高，是引起动脉硬化及高血压的一个重要原因。每天摄入适量的钙，可以降低血脂。可见，牛奶是一种非常有益的食品，不仅营养丰富，而且可以降低血脂，对防治冠心病是非常有意义的。

✲68. 冠心病患者为什么不宜饱餐

饱餐可诱发和加重心绞痛，甚至引起急性心肌梗死、猝死。据调查，饱餐是猝死的重要诱因，在猝死患者可以找到的诱因中，饱餐占了大半。为什么饱餐会诱发冠心病呢？原因有以下几方面。

（1）正常情况下，心脏的神经自我调节能力很稳定，而患有冠心病之后，心脏的自我调节能力减退。进食时，咽部的吞咽动作及胃肠道的蠕动都会影响心脏神经的自我调节，使心脏自我调节的稳定性下降。

（2）进食过饱，迷走神经兴奋，会导致冠状动脉持续的痉挛和收缩，影响心脏的供血。胃肠道的血管非常丰富，饱食之后，胃肠道需要大量的血液以消化吸收食物中的营养物质，心脏必须加班工作，以泵出更多的血液，满足胃肠道的需要。全身流动的血液是有限的，血液被大量分配到胃肠道，心脏自身的供血减少，这样势必加重心脏的负担。

（3）饱食之后，胃被撑得鼓鼓的，它会推着膈上移，而使膈上面的心脏受到挤压，心脏的功能会受到影响。

为避免意外的发生，患者应做到少量多餐，每餐八分饱即可，不宜吃得太快，尽量吃一些易消化的食物。这样，既可减轻心脏的负担，又可保证充足的营养。

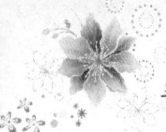

69. 冠心病患者如何补钙

近年来研究表明，人体摄入的钙量与高血压发病有密切关系，如能保证每天摄入的钙量达到800mg，将有预防高血压的作用。随着年龄的增长，钙吸收率也逐渐下降，引起高血压发病率升高。如果人们日常饮食中缺钙导致高血压，故许多临床医师都倡导心血管病患者宜高钙饮食。但是，美国斯坦福大学的克卢克辛教授发现，心脏病患者补钙过量可引起猝死。美国每年有20万人致命性心脏病发作患者，主要由于心脏缺血，二氧化碳浓度突然升高，造成钙离子大量流入心肌细胞内，发生钙沉积而猝死。有学者指出有猝死预兆的心脏病患者，应长期服用小剂量的钙拮抗药以减少猝死的发生。因此，高血压、冠心病等心血管病患者宜合理摄取钙或服用钙剂来达到降血压的目的。在饮食方面，中老年人要注意摄取适量的钙。钙的食物来源有很多，如骨头汤、乳制品、海带、虾皮、绿叶蔬菜等，摄入钙的同时，要注意补充维生素D。

70. 冠心病患者如何补铁

铁也是一种相当重要的微量元素，除作为合成血液中血红蛋白的原料外，也是许多酶的重要组成成分。同时铁和心脏也存在着密切关系。成年男性随着年龄增长冠心病发病率增加，女性随着自然绝经冠心病发病率倍增，绝经后冠心病发病率约为绝经前的1.8倍，这些都与血清铁含量增高有关。30岁以后平均每年血清铁升高1.3ng/ml，女性经血中红细胞含有大量的铁，随着经血的排泄，铁的丢失也随之增多。因此，绝经前血清铁水平较低，绝经后不再有经血的丢失，血清铁水平明显升高，血清铁水平的升高是导致冠心病发病率增高的因素之一。同时，冠心病心绞痛患者血浆中铁和细胞内铁含量均较正常人高，因此，有的学者认为增加对铁的消耗能预防冠心病的发生。临床上用一种降低血清铁水平的药物—去铁敏治疗冠心病，特别是心肌梗死已取得了一定的进展。

荷兰科学家发现人体内一种基因发生变异时，心脏病发病的可能性增加1

倍。而这种基因与一种血色素症有关，这种病会导致患者从食物中摄取过量的铁。一般人体内含有2～4g铁，而患这种血色素症的患者体内铁含量高达20g。在美国，平均每3000人中就有一人患有此病。

71. 冠心病患者如何补充锌和铜

锌和铜能直接和心脏的心肌细胞结合，存在于细胞内，含量随心肌细胞的病理变化而发生改变。锌是体内100多种酶的组成成分或激活因子，目前已知有30多种酶需要锌进行催化才能发挥生理作用。心肌梗死时血清锌含量明显低于正常值，因为梗死心肌组织在修复时需从血清中摄取更多的锌，从而造成血清锌的降低。在某些冠心病患病率较低的地区，发现水源中锌含量较高。说明冠心病的发病与缺锌有关。

铜是多种酶的重要组成成分，参与细胞内的氧化还原反应，赖氨酸氧化酶是一种铜酶，缺铜时作用明显下降，使弹力纤维和胶原纤维发生降解和断裂，血管内膜损伤，管壁弹性下降，血管易破裂，同时心肌脆性增加。国外有人用缺铜饲料喂养猪，大部分猪在2～4个月内死亡，尸检发现猪的心脏扩大，心脏、主动脉和冠状动脉破裂。缺铜也是冠心病的重要易患因素。

铜、锌与血脂代谢异常和动脉粥样硬化有密切关系。动物实验证实，铜缺乏导致血中胆固醇含量增加，如果用实验方法造成人体铜缺乏时，出现血清胆固醇水平明显升高，补铜后胆固醇恢复正常水平。还有实验发现，人体严重缺铜时，血中低密度脂蛋白的浓度异常上升。有一项试验给12名健康人每日补锌160mg，5周后血清高密度脂蛋白明显降低，停止补锌后，高密度脂蛋白又恢复到原来水平，可见，过多补锌也可造成血脂代谢紊乱。缺铜和大量补锌可引起血中低密度脂蛋白和高密度脂蛋白比例失调，诱发动脉粥样硬化，因为动脉粥样硬化斑块中以低密度脂蛋白沉积为主。因此有人提出铜/锌比值异常是动脉粥样硬化的成因之一，进而以铜/锌比值的改变作为判断冠心病发生的一项指标，比值越小则冠心病患病率越高。但也有研究表明，铜/锌比值大于正常是不利的。

富含铜的食物依次为各种坚果、干豆、谷类、干果、禽类、肉类、鲜果、鲜豆等，蕈类含铜较多。

锌缺乏多因膳食中供应不足所致，在酗酒、肝硬化、慢性肾病、严重外伤、全部采用胃肠外营养者均易发生。富含锌的食物有瘦肉、豆类、鱼、动物内脏及蛋黄，谷类和蔬菜含量则较低。

72. 冠心病患者如何补硒

硒是人体重要的微量元素，它是体内谷胱甘肽过氧化物酶的重要组成成分。硒只有以亚硒酸盐和硒蛋白的形式存在时才能被人体吸收利用。当土壤、水、食物中硒含量低时，就会造成人体缺硒。缺硒主要损害心肌组织，使心肌发生变性和坏死，心肌收缩力降低，最终导致心力衰竭。缺硒是冠心病的易患因素，凡是血清硒含量小于45μg/L的地区，冠心病的病死率明显上升。硒作为谷胱甘肽过氧化物酶活性中心，可能参与血栓素和前列腺素的平衡调节，它使脂肪酸过氧化酶降解，而后者却抑制前列腺素的合成，从而影响前列腺素对抗血小板聚集的作用，因此当硒缺乏时，谷胱甘肽过氧化物酶活性下降，前列腺素合成下降，可以诱发血栓形成，冠心病患者易发生心肌梗死。临床上用硒和维生素E的复合制剂治疗冠心病心绞痛获得了明显疗效。中药黄芪中富含硒，用来治疗冠心病和脑血管病均取得了较好疗效。国外已开始用硒制剂治疗冠心病，并已取得了令人满意的效果。

海产品、肉类、肝、肾是富含硒的食物，植物含硒较低。吸烟可使血清硒含量下降，吸烟时间越长，下降越明显。

73. 镍和镉对冠心病患者有何影响

人体各种组织中均含有镍，镍在冠心病的发病中有一定作用。体内镍含量增加时，可以引起冠状动脉痉挛，冠状动脉血流减少。如果血管已经存在病变，如粥样硬化病变，血管对镍含量增加将更加敏感，发生强烈的收缩而产生一系列症状。心肌梗死、心绞痛、脑血管病患者血清中镍含量均增加。动物实验证实，镍是一种内源性血管收缩物质，缺血缺氧时心肌组织释放的镍可以使冠状动脉血管发生痉挛，加重心肌的损伤。成年人体内含镍6～10mg，主要分布于脑组织和肝脏。动物肝脏含镍较高。

镉是引起血压升高的主要元素之一。用含镉的饲料（每克饲料含镉5μg）和水喂养大鼠，结果大鼠的收缩压明显升高，然而这种升压作用可被饮用含硒（3.6mg/L）或含铝（20mg/L）的水所消除。另外在缺锌的情况下，往往会增加镉中毒的危险性，其机制还不十分清楚。

74. 维生素对防治冠心病有何作用

动脉粥样硬化是以动脉壁脂质沉着，形成粥糜样病灶以及纤维增生使管壁变硬和管腔狭窄为特征的多种因素所致的疾病。此病的病因尚未完全定论，但已肯定，其发生与高脂血症和体内脂质代谢紊乱有关。生理情况下，体内的氧约95%变成对机体无害的水，另5%在反应过程中释放出中间代谢产物超氧阴离子、过氧化氢和羟自由基等，统称为氧自由基。氧自由基化学性质相当活跃，它既可以通过链式反应生成其他的自由基，又可以与细胞膜和其他生物膜上不饱和脂肪酸发生反应，使细胞膜受损，通透性增加，最终使细胞功能受到损害。大量研究还表明，氧自由基引起的膜损害与动脉粥样硬化的发生密切相关，其机制为自由基使血管内皮细胞膜受损，导致内皮细胞膜通透性增加，整个细胞发生退行性改变，血管内皮的完整性被破坏；另外自由基与膜不饱和脂肪酸反应的产物丙二醛容易和低密度脂蛋白结合，形成丙二醛-低密度脂蛋白复合体，此复合体被体内的吞噬细胞吞噬后，使吞噬细胞转变成含有许多脂质的泡沫细胞，在血管内皮被破坏的基础上，这些泡沫细胞沉积在血管壁中，最终形成动脉粥样硬化。研究表明，凡是能抑制自由基与膜不饱和脂肪酸起反应的物质，均有防治动脉粥样硬化的作用。维生素E和维生素C作为天然的抗氧化剂，对清除体内的氧自由基，防止生物膜的氧化损害有重要作用。

维生素E在体内是存在于生物膜上的重要脂溶性抗氧化物，在生理情况下，低浓度即足以防止生物膜上的氧化损伤。机体在代谢过程中产生的自由基如超氧化物，首先和维生素E这种抗氧化剂作员，防止动脉粥样硬化的发生和发展。有研究表明，维生素E缺乏的家兔血浆胆固醇升高60%，主要是由于升高了引起动脉粥样硬化的低密度脂蛋白和极低密度脂蛋白部分。另有报道，给家兔喂2100mg维生素E，4周后出现降胆固醇作用，8周后降低约50%。现在临床上已开始用维生素E治疗和防止动脉粥样硬化的形成。一般剂量为维生素E 100mg，每日1～2次，但其确切疗效还有待于进一步证实。

维生素C对脂质代谢和动脉粥样硬化的影响也逐渐被一些研究所证实。如有人报告对25岁以上的青年，每日给予1000mg维生素C可使血清中的胆固醇水平降低，但在老年人中没有取得一致的效果。还有人发现，慢性维生素C缺乏的白鼠的肝脏及血清中的胆固醇浓度升高，肝脏内胆固醇转化为胆酸的速率降低。维生素C通过3个环节抗动脉粥样硬化的形成：①促进胆固醇的降解，使之转化成胆汁酸，降低血浆胆固醇水平；②增强脂蛋白酶的活性，使血浆中三酰甘油降解加速，降低血中三酰甘油浓度；③抗氧化作用，同时促进胶原合成，在维护动脉内膜完整性上起重要作用。

维生素B_6作为辅酶参与体内的氨基酸、脂类代谢和免疫过程，近年来发现其缺乏与动脉粥样硬化也有密切关系。我国学者给猿猴喂食不含维生素B_6的食物，结果猿猴出现了全身性动脉粥样硬化病变。研究表明，维生素B_6不足时，蛋白质代谢出现障碍，蛋氨酸在体内转变成半胱氨酸，血浆中半胱氨酸出现堆积，造成血管内皮细胞的损害。维生素B_6还有阻止血小板聚集血栓形成的作用，因为当它达到一定浓度时就可与血小板表面的蛋白质、纤维蛋白原和凝血酶原等凝血物质结合，从而阻止它们的聚集，防止在动脉粥样硬化的基础上形成血栓。

多摄取富含以上几种维生素的食物，对防治动脉粥样硬化的形成可能会有一定的效果。

75. 维生素缺乏与冠心病有何关系

造成维生素缺乏一般包括食物摄取量不足、消化和吸收功能低下、需要量增加三个方面。

糖类代谢过程中，其中间代谢产物丙酮酸继续分解产生能量时必须要有维生素B_1的参与。当其缺乏时，血液中丙酮酸、乳酸这些酸性代谢产物就发生堆积，出现酸中毒，血液中丙酮酸浓度可从正常的5～10mg/L增高到35mg/L。酸中毒时周围小动脉发生扩张，使舒张血压降低，同时静脉血回流增加，心脏负担加重。另外，糖类代谢最终产生能量供组织利用，由于维生素B_1缺乏致能量代谢过程中断，心肌能量产生障碍，心脏发生变性断裂，以上两方面共同作用导致心力衰竭。患者可有活动后心慌、气短、心跳加快等。严重者可出现口唇发绀、呼吸困难加重、腹胀、恶心、呕吐和下肢水肿，心脏扩大。

其他维生素缺乏一般不导致特异性可定义的心血管疾病。然而，叶酸等B族维生素缺乏现象在心血管病患者中较为多见，充血性心力衰竭患者中有相当多的患者有叶酸缺乏。

76. 冠心病患者如何预防维生素缺乏

要保证充足合理的食物供给，采用恰当的食物加工方法，否则造成维生素的大量丢失和破坏。

维生素C存在于各类蔬菜和水果中。它是无色结晶体，易溶于水，在干燥和避光条件下很稳定，但溶于水的维生素C，如遇铁、铜等金属，或pH在7.6以上的碱性溶液中易氧化分解破坏，而失去作用。所以，清洗和烹调蔬菜的时间不宜过长，菜汤中维生素C含量较多，进餐时不要将菜汤丢弃浪费。泡、腌蔬菜时会造成大量维生素C破坏。同时由于其水溶性特征，蔬菜应先洗后切，以免维生素

C 的丢失。

人类维生素 B_1 的来源主要是谷类食物。谷类食物中的维生素 B_1 多贮存于外胚层中，如谷壳、米衣中，精制时谷壳和米衣均被完全除去，造成维生素 B_1 大量丢失，因此，精米中维生素 B_1 含量仅为糙米的 1/3，而米糠中含量很高。大米贮存不当、受潮、霉变也可造成维生素 B_1 的丢失和破坏。由于维生素 B_1 也是水溶性维生素，反复淘米或去米汤煮饭也可造成其进一步丢失。随着生活水平的提高，人们食用精米增加，使存在于大米中的维生素 B_1 大大减少，相反则使维生素 B_1 摄入减少，维生素 B_1 缺乏的发病率有增加趋势。维生素 B_1 缺乏性心脏病一经确诊，就应立即给予维生素 B_1 50～100mg/d 皮下注射，同时补充高蛋白食物，因为充分的蛋白质摄入与机体利用维生素 B_1 有关。但根本的治疗还应从改变饮食习惯着手。由于维生素 B_1 在人体内不能合成，要完全要从食物中摄入，故合理的饮食显得尤为重要。在以大米为主食的地区要提倡吃糙米，同时要辅以豆类、麦类、肝等食物；米不要过分淘洗，米汤不要丢弃；大米要妥善贮存，以免受潮、霉变。

这里必须强调的一点是维生素的补充并非是越多越好，而应该做到均衡和适量。如果刻意过多的补充维生素也会给人体带来危害，甚至导致某些疾病的发生。

77. 冠心病患者为何不能贪饮杯中酒

适量饮酒可以减少冠心病的病死率，因为酒中的酒精能增加血液中高密度脂蛋白和降低中性脂肪的沉积。从而防止冠状动脉血管壁的病变、延缓动脉粥样硬化的发生和发展。还可以抑制或减少血小板的聚集，从而减少血栓的形成。虽然适量饮酒者比大量酗酒或滴酒不沾者冠心病发病率和病死率都低，但患脑血管病、肝硬化、恶性肿瘤的危险性比不饮酒者要大得多，所以不应以饮酒来预防冠心病。

饮酒的最显著变化是心率加快，血压上升，使冠心病患者心绞痛频度增加，心电图缺血表现加重。当然，饮酒对心脏的不良影响与饮酒量有密切关系。意大利的研究人员认为，少量饮酒可降低心肌梗死的危险性，而酗酒无度则可增加危险性。这与中医中的酒"少量可活血，多饮则助湿生热动血"的认识近似。

饮酒过量对人的心脏危害很大，可引起心血管系统的一系列疾病。喝酒后，酒精可使心率加快，增加心肌的耗氧量，加重心脏的负担，使已患有冠状动脉粥样硬化的心肌进一步缺血，容易诱发心绞痛、心肌梗死及心律失常，导致功能较差的心脏发生心力衰竭。若长期饮酒，还会引起心肌中的脂肪组织增厚，心脏扩大，心脏功能减弱。另外，长期饮酒，可使机体的防御能力降低，容易患感冒等一系列疾病而加重冠心病。

酒精中毒时，机体内的维生素C及叶酸极易出现缺乏，可对冠心病产生严重的影响，若严重酒精中毒，可导致延髓血管运动中枢和呼吸中枢抑制，出现休克，呼吸表浅，心搏骤停而骤然死亡。所以，冠心病患者戒酒是不容忽视的。

英国的研究发现，饮红酒能对防治心脏病提供特别的保护的说法并不可靠。有越来越多的报告声称饮红酒是法国人减少胆固醇水平的秘方，但实际上是英国人消耗的动物脂肪一直比法国人多，数十年来一直如此。而法国人在这方面赶上英国人仅是近二三十年的事，这就能解释为何现时的法国人血栓病死率低于英国人了，这与法国人多饮红酒并无内在的联系。

78. 冠心病患者为何可以适量饮茶

茶叶是多数人喜爱的饮料。茶叶能降低血清胆固醇的浓度，调整胆固醇与磷脂的比值，减轻动脉粥样硬化的程度，增强毛细血管壁的弹性，并且有抗凝血和促进纤维蛋白溶解的作用，对冠心病患者可产生良好的影响。因此，茶叶已成为防治冠心病的首选饮料。

茶叶中会有多种化学成分，如茶多酚、咖啡因、芳香油、色素、无机盐、糖类、蛋白质、类脂、维生素等。茶叶中的茶多酚，具有增强心肌和加强血管壁弹性的作用；维生素PP有利于提高微血管的弹性等。调查发现，连续3年以上喝茶的人，冠心病发病率为1.4%，而不饮茶的人则为3.1%。除此之外，茶叶还有提

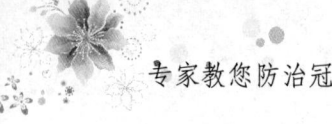

神益思；解除疲劳；解除油腻，减肥消胖；解除酒毒，杀菌消炎；止渴生津，防暑降温；减少辐射，预防癌症等作用。

德国耶拿大学的营养学家研究发现，茶叶中含有大量有益于人体健康的类黄酮和多元酚，具有抗人体内低密度脂蛋白氧化功效，多喝茶可以预防心脏病。低密度脂蛋白氧化是导致循环系统疾病的重要原因，氧化脂蛋白沉积在血管上，会使血管变窄甚至堵塞，如果阻止这一氧化过程，就可以预防动脉粥样硬化和心肌梗死，而茶叶尤其是绿茶中含有大量抗氧化的类黄酮和多元酚。他们对14种红茶、4种绿茶及2种乌龙茶进行了分析测试，其中绿茶的类黄酮含量明显多于其他种类的茶叶。另外，绿茶还含有较多的儿茶酸，这可能与茶叶的加工方法有关，绿茶是采摘后短时间烘炒，红茶和乌龙茶要有一段时间发酵。茶叶专家还不清楚为什么小叶绿茶有更多的抗氧化成分。

泡茶的水温和时间对抗氧化作用也有影响。用开水冲泡和浸泡时间长会增加茶中的多元酚含量，浸泡10分钟后达到最大量，但这样会使茶叶变苦，影响茶的滋味，最好是在开水稍冷却后冲泡3分钟，这样含有3/4的有效成分，且不会影响茶的滋味。有效成分还取决于水质，硬水含有较多的无机盐，会与多元酚产生化学反应，影响茶的作用。

虽然茶叶有明显的医疗保健作用，但对于冠心病患者来说，也不能饮用无度。第一，泡茶不宜浓酽。茶叶中含有的咖啡因，有兴奋神经的作用。泡茶过浓，咖啡因含量增加，除了引起失眠外，还会造成心动过速、心律失常等症状。因此，冠心病患者不应喝浓茶，防止增加心脏负担。第二，睡觉前不宜喝茶。因睡觉前喝茶会使心脏跳动加快，精神过度兴奋，从而影响休息。第三，饭后不宜马上饮茶。饭后马上饮茶，茶叶中的鞣酸与食物中的蛋白质结合成鞣酸蛋白，形成凝集沉淀，影响胃肠对蛋白质、铁和维生素B_1成分的吸收，引起消化不良和某种营养缺乏症。第四，不要用茶水服药。因为茶中的鞣质能与药物结合，形成沉淀，从而阻碍药物的吸收，影响疗效。第五，不要喝隔夜茶。茶中虽然含有多种营养成分，但搁置时间过久会被空气中的细菌污染。因此，喝隔夜茶往往会引起肠道疾病等。另外，久泡的茶经过氧化，芳香成分已经挥发，茶水失去原有风味，饮用后并无补益。

79. 冠心病患者为何饮水不可缺少

水，是自然界一切生物生命过程中所必需的物质之一，它是构成细胞和组织的重要成分，人也不例外。在正常情况下，人体内所含的水分约占体重的80%，每个成年人一昼夜需进水2500～3000ml，才能维持机体各部分的正常生理功能，从而维系正常的生理活动。

冠心病患者大多为中老年人，而中老年人在生理上的一个重要变化，就是体内固有的水分随着年龄的增长而逐渐减少，出现生理性失水现象。同时，机体各部分逐渐退化，抵抗力亦下降。因此，有些中老年人，皮肤显得干燥，皱纹出现得早而明显，而且容易生病，故应注意经常饮水，补充人体的消耗量，以有利于延缓机体各部件的退化。通过饮水—排尿这个"内洗涤"过程的作用，可将体内各种代谢废物排出体外，这是保持健康的重要措施之一，也是冠心病患者预防感冒及其他各种并发症的重要手段。

饮水，还有助于排便。便秘往往是冠心病患者的大敌，因为便秘时，排便必然要用力而增加心脏负担，加之用力后腹压增加而使膈肌上移，又可压迫心脏。在临床上，可以看到许多患者由于用力大便，造成心绞痛发作，甚至心肌梗死而死亡。所以，经常饮水，肠道内含有足够的水分，使粪便柔软而容易排出，是冠心病患者必须注意的事项。

饮水还能保持充足的血容量，降低血液黏滞度，避免因血液浓缩血小板等物质聚集而造成的血栓形成，从而预防心肌梗死的发生。饮水还可调节体内钠的代谢，使尿液中的钠增多，有利于降低血压。

冠心病患者每晚不妨喝上2杯水，便能起到抑制血小板聚集，降低血液黏滞度，增加血液流速，溶解血栓等作用。临睡前半小时喝上第1杯凉开水。血栓性心肌梗死多发于午夜2时左右，患者应在深夜醒来时喝第1杯水。第2杯水应在清晨醒来后喝，这一杯水至关重要。专家们认为，早晨患者血小板活性增加，血栓易形成；加之患者睡了一夜，排尿与皮肤蒸发及口鼻呼吸均会失去不少水分，此时血黏稠度明显增高，血液中易形成血栓。所以，清晨醒来后，及时喝上1杯凉开水，可以迅速被吸收，使黏稠的血流得以稀释，不但能改善脏腑器官血液循环，防止病情发作，还有利于胃肠和肝肾代谢，促进体内废物的排出。

平时，应少量多次饮水；渴时不要暴饮水，以免增加心脏负担；夏季也不要过多地进冷饮，因为大量冷饮的刺激，可导致冠状动脉发生痉挛，血流减少，造成心肌缺血、缺氧；睡前也不宜多喝水，以免增加夜尿次数和影响睡眠。

✻80. 冠心病患者如何选择适宜的饮料

（1）牛奶：性平，味甘，具有补虚羸、益肺气、嫩肤解毒、润肠通便等功效。现代研究表明，牛奶能抑制胆固醇的合成，降低血清胆固醇的含量。动物实验证实，牛奶中所含的蛋白质有清除血中过量的钠的作用，所以能防止动脉粥样硬化、高血压的发生；其中的蛋白还有助于保持血管的弹性，延缓动脉粥样硬化。牛奶中所含乳清酸能影响脂肪的代谢。牛奶还含一种耐热的低分子化合物，可以抑制胆固醇的合成，牛奶中所含的钙质和胆碱具有促进胆固醇从肠道排泄、减少其吸收的作用。所以，牛奶是一种可以降低胆固醇的食物。其次牛奶中含钙、钾等元素较多，对防治冠心病、高血压病有益。坚持每天喝1杯牛奶，对冠心病的防治大有好处。此外，鲜牛奶中所含的糖为乳糖，甜度只有蔗糖的1/6，可促进胃肠蠕动和消化腺分泌。由于我国许多地区的饮食构成仍呈低蛋白、低钙型，因此，提倡多饮牛奶，有助于改变饮食构成的不合理状况。

（2）酸牛奶：酸牛奶是经过发酵处理后的牛奶，它不仅含有原牛奶营养素，而且胆固醇含量很低，每100g酸奶中仅含12mg，是鸡蛋中胆固醇含量的1/57，是蛋黄中胆固醇含量的1/142。此外，酸奶中还含有乳酸钾一种耐热的低分子化合物，两者可抑制胆固醇的生物合成。美国科学家用酸奶在动物体内进行了试验，他们挑选了一批血中胆固醇含量高的猪分成两组，一组喂酸奶，另一组喂牛奶，2个月后检查，前组胆固醇含量比后组的含量低2/3。

（3）可乐：可乐饮料不是任何人都可以开怀畅饮的，尤其是冠心病患者不能畅饮。如果冠心病患者饮用过多的可乐，则可因咖啡因对胃黏膜的刺激作用而引起恶心、呕吐，甚至心悸、眩晕。成年人如一次饮用10瓶就会产生中毒症状，出现躁动不安、呼吸加速、肌肉震颤、心动过速、心律失常等。冠心病患者如大量饮用可乐，更易出现心律失常。

（4）咖啡：饮用咖啡与心血管疾病的突然发作有关。饮用量与女性高密度脂蛋白胆固醇量成反比关系，男性没有这种反比关系。饮用大量的咖啡可使男性的血清三酰甘油增高，因此，冠心病患者饮用咖啡不宜过量。一天中一个喝5杯或更多咖啡的人，罹患冠心病的机会比完全不喝咖啡的人高2倍。纵然把吸烟、血压、胆固醇、年龄因素都考虑在内，咖啡饮用者患心脏病的概率仍然很大。为了减少患冠心病的危险，控制咖啡的摄入量很有必要。

✽81. 适合冠心病患者的粮食有哪些

（1）荞麦：性凉，味甘，具有开胃宽肠、下气消积、除烦利湿、清热解毒等功效，适用于便秘、心腹胀闷疼痛、腹泻、痢疾、绞肠痧、带下、痈疮、丹毒、烫火伤等症。荞麦一次不可吃得过多，否则会造成消化不良。脾胃虚寒者不宜服用。

（2）黑芝麻：性平，味甘，具有滋养肝肾、润燥滑肠的功效，适用于便秘、病后体弱、神经衰弱、乳汁不足、头发早白、贫血、高血压、冠心病、阳痿、耳鸣、慢性风湿性关节炎等病症。现代研究表明，黑芝麻含有丰富的维生素E，维生素E有清除生物膜内产生的自由基的功能，从而可阻止生物膜被氧化，大剂量维生素E可保护胰岛细胞，并有助于缓解神经系统症状。芝麻中还含有多种抗衰老物质，如油酸、亚油酸、亚麻酸等不饱和脂肪酸。黑芝麻对肠燥津虚、血虚的便秘有润肠通便的作用，并对糖尿病患者自主神经功能失调引起的便秘也很有效。大便泄泻者不宜食用芝麻。

（3）麦芽：性味甘，微寒，具有滋阴益气、清热止渴、安神止泻等功效，适用于夜卧不宁、精神恍惚、神疲气短、盗汗等症。现代研究表明，麦芽含有丰富的蛋白质，对于冠心病患者的康复来说，麦芽的蛋白质优于动物蛋白。麦芽内含有维生素E，能降低血液的黏滞度，进而阻抑动脉粥样硬化的形成。食用麦芽安全，效果好，没有副作用。有条件的冠心病患者，每天早晨食用一碗鲜麦芽粥，将大有益处。麦乳精里也含有一定量的麦芽，但很多市售麦乳精的糖分比较高，所以只能少量饮用。

（4）玉米：性平，味甘，具有健脾益胃、降脂降糖、抗动脉粥样硬化和防癌等功效，适用于治疗脾胃虚弱、糖尿病、冠心病等病症。玉米中所含的脂肪为不饱和脂肪酸，有助于人体内脂肪与胆固醇的正常代谢，对高血压、动脉粥样硬化、冠心病、细胞衰老等，有一定防治作用。玉米含有丰富的蛋白质及大量不饱和脂肪酸及卵磷脂，故有利于降低胆固醇。由于玉米中富含维生素E、维生素A，近年来又重新受到人们的青睐。玉米油中含有大量不饱和脂肪酸，它能清除人体内多余的胆固醇，并具有预防动脉粥样硬化的作用。所以，食用一些玉米油是很有益处的。此外，每到青玉米上市时，每天吃1只煮嫩玉米，对中老年患者都有益处。

82. 豆类食品为何能防治冠心病

豆类食品是我国人民熟悉的食物，而且价格较便宜，蛋白质含量丰富，又具有降低血浆胆固醇的作用。国外学者斯瑞托尼报道了用大豆蛋白代替动物蛋白，可显著降低高胆固醇血症患者的血浆胆固醇，其总有效率在90%以上。研究发现，大豆含有豆固醇，人体不仅不能吸收它，而且还能抑制胆固醇的吸收，可以作为竞争性抑制剂，抑制肠腔中的胆固醇水解，从而减少了胆固醇的浓度。因此，有人主张应用豆固醇来降低血浆胆固醇的浓度。所以，血脂高的人可经常吃一些豆腐、豆芽菜及各种豆类食物来降低血胆固醇，把它作为一种治疗手段。对于血脂不高的人，同样可以常吃些豆类食品。这样可预防高脂血症、动脉粥样硬

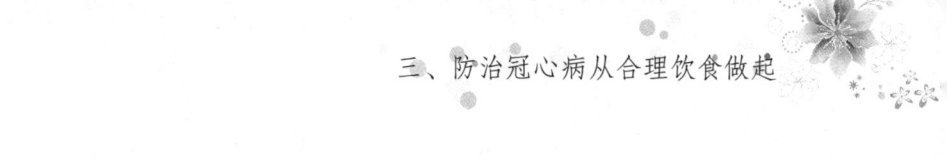

化和冠心病。

绿豆性寒，味甘，具有清热解毒、消肿止痒、收敛生肌、解暑、止渴利尿、明目退翳等功效，适用于中暑、口渴烦热、湿热泄泻、痈疖、腮腺炎、丹毒、痘疹、药物和食物中毒、视物不清等。现代研究表明，绿豆属高钾低钠食物，因此，常食绿豆及绿豆制品可降血压。炒绿豆芽，也很适合高血压病和冠心病患者食用。

豆芽性寒凉，味甘，具有补益气血、清热解毒、通便等功效，适用于便秘等患者。现代研究表明，豆芽中的膳食纤维能保持大便通畅，并能防止结肠癌及其他一些癌变。此外，豆芽还是一种美容食品，可使皮肤变得洁白细嫩。豆芽性寒凉，脾胃虚寒者忌服。

✱83. 适合冠心病患者的叶类蔬菜有哪些

（1）大蒜：大蒜中含有蒜素和硒，均有助于降压。大蒜富含挥发性辣素，蒜辣素中含硫化合物，可清除积存在血管中的脂肪，大蒜还可抑制胆固醇的合成及稀释血液，减少血液的黏滞度，可防高血压、脑溢血和动脉粥样硬化。大蒜精油有明显的降血脂作用。同时，对改善心肌梗死患者的预后有一定意义。

（2）葱：葱含有的前列腺素A_1，是类似激素的物质，有一定的降压作用，而且富含钾和钙，有利于降压，对心血管病也有一定疗效。葱还有增强纤维蛋白溶解活性和降低血脂的作用，能消化凝血块，避免发生血栓。经常吃葱的人，胆固醇不易在血管壁上沉积，患冠心病的机会比一般人要少得多。葱有较强的杀菌作用，功同大蒜。葱能减少胆固醇在血管上的积累。

（3）荠菜：荠菜中含有胆碱、乙酰胆碱、芳香苷、木樨草素等，有利于止血降压。国外用荠菜做原料制成了降压药，用于防治高血压、冠心病、脑出血等病症。

（4）韭菜：韭菜中所含的挥发油和含硫化合物及钙、磷、镁、锌等元素具有促进血液循环、降脂、降糖作用，对糖尿病及其合并高血压、冠心病、高脂血症等病症均有较好的防治作用。韭菜中的粗纤维可促进肠蠕动，有通便和降低血胆固醇的作用。

（5）小白菜：小白菜对冠心病、高血压、肾炎、骨质软化症、牙龈出血、坏血病和脑血管病等均有辅助食疗作用，尤其适合孕妇、乳母及老年人食用。

84. 适合冠心病患者的瓜果有哪些

（1）茄子：茄子中的维生素E和维生素PP含量较高，可以提高毛细血管抵抗力，改善毛细血管脆性，可防止出血，并有抗衰老功能。茄子中的水苏碱、葫芦巴碱、胆碱等物质，可以降低血液中的胆固醇水平，可防止微血管破裂出血，降低血清胆固醇，是高血压、动脉粥样硬化及脑溢血患者的食疗蔬菜。

（2）冬瓜：冬瓜中不含脂肪，而含有丙醇二酸，这种物质能阻止体内脂肪堆积，故而有利于减肥。冬瓜皮和肉中都含有较多的维生素B_1，能改变食物中的淀粉，使其不转化为脂肪，有良好的轻身作用。

（3）南瓜：南瓜果胶含量最高，每100g干品南瓜含果胶物质达7～17g，并含有甘露醇等成分，与淀粉类食物混吃时，可提高胃内容物的黏度，并调节胃内食物的吸收度，使糖类吸收减慢，从而推迟了胃内食物排空。南瓜还有辅助降血脂、降血压作用。南瓜中含有较多的微量元素铬，能增加体内胰岛素的释放。南瓜还能降血脂，由于能减少肠道吸收，而起到减肥作用。

85. 适合冠心病患者的根茎类蔬菜有哪些

（1）萝卜：萝卜中含有芥子油等物质，能促进脂肪类物质更好地进行新陈代谢。特别中老年人，常吃萝卜可以大幅度降低血脂，软化血管，进而相对稳定血压，抑制动脉粥样硬化。萝卜中所含香豆酸等活性成分具有降血糖作用。

（2）洋葱：洋葱具有较好的降血糖作用，可以抑制高脂肪饮食引起的血胆固醇升高，并能防止α脂蛋白下降。α脂蛋白是一种运载胆固醇的蛋白质，它把动脉内壁的胆固醇带走，送到肝内加工处理，α脂蛋白就像清洁工一样，把血管内壁的胆固醇及时清扫掉。洋葱可以提高纤维蛋白溶解活性，溶解血栓，从而可减慢或防止动脉粥样硬化的形成。此外，洋葱中还含有前列腺素A，而前列腺素A是较强的血管扩张剂，能减少外周血管和心脏冠状动脉的阻力，又能促进钠盐的排泄，从而使血压下降。

（3）生姜：生姜中含一种树脂，能抑制肠道对胆固醇的吸收，可使血液中的胆固醇降低，起到软化血管，改善血液循环的作用，从而可防治冠心病。

（4）百合：百合有升高外周白细胞，提高淋巴细胞转化率和增加体液免疫功能的活性，抗癌效果明显。

86. 适合冠心病患者的菌类食物有哪些

（1）黑木耳：黑木耳中的一类核酸物质可显著降低血中胆固醇的含量。黑木耳中的胶质可将残留人体消化系统内的灰尘杂质等吸附集中出来，排出体外，从而可以清胃涤肠。经常食用黑木耳还可抑制血小板聚集，对冠心病和脑、心血管病患者颇为有益。科学实验证实，黑木耳有较好的抗凝作用，能防止血液凝固，预防和治疗心绞痛及心肌梗死。

（2）草菇：老年人经常食用草菇可帮助减少体内的胆固醇含量，对预防高血压、冠心病有益。

87. 适合冠心病患者的水果有哪些

（1）西瓜：西瓜所含的苷成分有降低血压的作用，西瓜子仁及西瓜皮均有较好的降压效果。

（2）山楂：山楂中含有丰富的钙，以及齐墩果酸、山楂酸、三萜类和黄酮类的药物成分，具有扩张冠状动脉、增加心肌收缩力、减慢心率和改善血液循环的功能，并具有降低血清胆固醇、降低血压、利尿、镇静作用。

（3）苹果：高血压病的发生往往与人体内钠盐的积累有关，而苹果中含有一定量的钾盐，可将人体血液中的钠盐置换出来，有利于降低血压。苹果中含有较多的苹果酸，可使积存在体内的脂肪分解，能防止体态过胖。苹果酸能降低胆固醇，具有对抗动脉粥样硬化的作用。

（4）香蕉：香蕉中含有血管紧张素转化酶抑制物，可以抑制血压升高，高血压病患者可常食香蕉。香蕉含钠量极低，富含有降血压作用的钾离子，可抵制钠离子造成的升压和损伤血管的作用。而且，钾可以保护心肌细胞，改善血管功能，因此，高血压病、冠心病患者宜经常食用香蕉。

（5）柿子：柿子及其经加工而成的柿饼均属高钾低钠食品，经常适量服食，对高血压病均有较好的防治作用。柿液汁所含单宁成分及柿叶中提出的黄酮甙能降血压，并能增加冠状动脉的血流量，从而有利于心肌功能的正常活动。能降低血压，调节心肌功能。冠心病、高血压患者，可取柿绞汁，以米汤加冰糖调服。

（6）葡萄：红葡萄汁具有预防心脏病的作用。美国科学家对红葡萄汁和另一种果汁进行仔细比较试验后确认，红葡萄汁能扩张血管，抑制血栓的形成，因而具有预防心脏病的作用。

（7）柚子：人的体内胆固醇过高可使人患心脏病的概率增加60%，而柚子的果胶可降低低密度脂蛋白的水平，减少动脉壁的损坏程度。

88. 适合冠心病患者的干果有哪些

（1）红枣：红枣中含有的环磷腺苷有扩张血管的作用，可改善心肌的营养状况，增强心肌收缩力，有利于心脏的正常活动。红枣中还含有一种与环磷腺苷作用相反的环磷鸟苷，它也是人体细胞中的重要成分，它们在人体内保持着一定比例。红枣确是人体保健珍品，尤其是高血压、动脉粥样硬化、冠心病、坏血病等患者，更为合适。

（2）葵花子：葵花子中含有丰富的不饱和脂肪酸、优良的蛋白质，以及多种微量元素和维生素，其丰富的钾元素有利于保护心脏和预防高血压。葵花子油中所含有的植物固醇和磷脂可以抑制人体内的胆固醇合成，防止血浆胆固醇过多，可防止动脉粥样硬化。

（3）核桃仁：核桃的脂肪成分主要是亚油酸甘油酯，混有少量亚麻酸及油酸甘油酯。常食核桃不但血胆固醇不会升高，而且还能减少肠道对胆固醇的吸收，适合动脉粥样硬化、高血压和冠心病患者食用。

（4）桂圆：桂圆有延寿作用，这是因为它能抑制使人衰老的黄素蛋白的活性。桂圆中所含维生素PP对人体有特殊功效，能增强血管弹力、强度、张力、收缩力，使血管完整，保持良好功能。

89. 适合冠心病患者的畜禽肉有哪些

（1）鸽肉：鸽肉蛋白质含量高，富含人体必需的氨基酸，脂肪含量低，对高脂血症、冠心病及高血压患者尤为适宜。

（2）兔肉：兔肉中含有丰富的卵磷脂，有助于防止血栓形成。兔肉中的蛋白质含量高、脂肪含量低，可消化率达85%，在肉类食品中首屈一指，尤其适合老人、儿童以及冠心病、动脉粥样硬化等患者食用。

90. 适合冠心病患者的海产品有哪些

（1）海带：从海带中提取出褐藻酸钠盐有降压作用。海带有较好的防治血管硬化作用，日本称为"长寿食品"。阳虚者不宜食用。

（2）鱼类：目前尚未完全弄清鱼肝油防治冠心病的药理作用，但至少与阻碍血栓形成，降低血液中的胆固醇有关。鱼油中含有大量的多烯脂肪酸，这种脂肪与一般动物油如植物油中的脂肪酸不一样，它的碳链更长，含有更多的双链。食用鱼油比食用植物油的降血脂作用更强。

（3）带鱼：带鱼鳞中含有较多的卵磷脂，可以健脑、抗衰老。此外，带鱼鳞中的油脂较多，含有多种不饱和脂肪酸，其胆固醇含量并不高，能增加皮肤细胞的活力，因而冠心病患者经常适量吃些带鱼是有益无害的。

（4）海参：海参是高蛋白、低脂肪的营养食品，适合高血压、冠心病、贫血、肝炎患者食用。

✻91. 防治冠心病茶饮方有哪些

（1）扁豆葛根饮：白扁豆粒（炒）30g，葛根粉60g，豆浆200g。将白扁豆、葛根粉同入砂锅，加水煎煮2次，每次30分钟，过滤，去渣，合并2次滤汁与豆浆充分混合均匀，再回入砂锅，小火煨煮10分钟。每日早、晚分食。具有清暑化湿、生津润燥、止渴降糖的功效。适用于糖尿病、高血压、冠心病等。

（2）菊桑银楂茶：菊花15g，金银花15g，山楂15g，桑叶10g。将菊花、金银花、山楂、桑叶放入茶杯中，加开水冲泡，加盖闷15分钟。代茶饮。具有清热解毒、祛湿止痢、清肝明目、降血压的功效。适用于冠心病、高血压病等。

（3）丹参蜂蜜饮：丹参、蜂蜜各30g。将丹参加水500g，小火煎至250g，去渣留汁，兑入蜂蜜调匀。分早晚2次代茶饮。具有活血化瘀、强心养心的功效。适用于冠心病。

（4）绿豆海带红糖饮：海带30g，绿豆100g，红糖适量。将海带放入清水中浸泡12小时后洗净，切成丝。绿豆洗净，放入高压锅内；加少许清水煮开，再加清水煮开，如此反复3次，至绿豆开花，放入海带丝，再加适量清水，盖上锅盖，用高压锅煮30分钟，待自然冷却后，加入红糖，搅匀即成。每日早晚分饮。具有清热解暑、软坚清瘀、降脂降压的功效。适用于高脂血症、冠心病等。

（5）复方山楂饮：山楂片60g，大枣15枚，红糖20g。将山楂片与大枣洗净，同入锅中，加水适量，煎煮2次，每次30分钟，取汁，合并后调入红糖，拌匀。每日早晚分饮。具有行气消积、活血祛瘀的功效。适用于冠心病等。

（6）甘菊饮：菊花6g，甘草3g，白糖30g。把菊花洗净，去杂质，甘草洗净，切薄片。把菊花、甘草放入锅内，加水300毫升。把锅置中火烧沸，再用小火煮15分钟，过滤，除去药渣，留汁。在药汁内加入白糖拌匀。代茶饮用。具有滋补心肝、理气明目的功效。适用于心肝失调之冠心病。

（7）红枣洋参饮：红枣10枚，西洋参3g，冰糖5g。把红枣洗净，去核，西洋参洗净切片。把红枣、西洋参放入炖杯内，加水100毫升，放入冰糖。把炖杯置中火上烧煮15分钟。每日饮50毫升。具有补气血，宁心神的功效。适用于气血两虚之冠心病。

（8）葫芦二皮饮：葫芦壳30~60g，冬瓜皮、西瓜皮各30g。将葫芦壳、冬瓜皮、西瓜皮洗净，放入砂锅中，加适量水，煎煮15分钟，去渣取汁。每日代茶饮用，具有清热利湿的功效，适用于冠心病等。

（9）花生壳茶：花生壳60g。将花生壳洗净，放入砂锅中，加水煎煮取汁。具有降血压，降血脂的功效。代茶频饮。适用于高血压、高脂血症、冠心病等。

（10）菊花山楂茶：菊花10g，山楂10g，茶叶10g。将菊花、山楂、茶叶放入茶杯中，用沸水冲泡，稍闷即成。具有清热、降压降脂、消食健胃的功效。代茶饮，每日1剂。适用于冠心病、高脂血症、高血压等。

92. 防治冠心病粥疗方有哪些

（1）百合玉竹粥：百合20g，玉竹20g，粳米100g。把百合洗净，撕成瓣状，玉竹切成4cm段，粳米淘洗干净。把百合、玉竹放入锅内，加入粳米，水1000毫升。把锅置大火上烧沸，用小火煮45分钟。每日1次，当早餐食用。具有滋阴润燥、生津止渴的功效。适用于心肝失调之冠心病。

（2）川贝雪梨粥：川贝母12g，雪梨1只，粳米50g。把川贝母洗净，去杂质。雪梨洗净，去皮和核，切成1cm见方的小块。粳米淘洗干净。把粳米、川贝母、梨放入锅内，加水500毫升。把锅置大火上，用大火烧沸，用小火再煮40分钟。每天1次，当早餐食用。具有清热止渴，祛痰化瘀的功效。适用于痰瘀型冠心病。

（3）大麦糯米粥：大麦仁270g，糯米、红糖各30g。将大麦仁淘洗干净，用水泡2小时备用。将锅置火上，加入水，下入大麦仁，用大火熬煮，待大麦仁开花，放入糯米，锅开一会儿，转小火熬煮至米烂粥稠。分盛碗内，撒上红糖。每日早晚分食。具有健脾益气、和胃宽肠、润肺生津的功效。适用于高脂血症、冠心病等。

（4）大蒜粥：紫皮大蒜30g，粳米100g。紫皮大蒜去皮，放入沸水中煮1分钟后捞出。然后将淘洗干净的粳米放入煮蒜水中煮成稀粥，再将蒜重新放入粥内，混匀，煮成粥。早、晚温服。具有活血化瘀降脂的功效。适用于冠心病、高脂血症。

（5）丹参山楂粥：丹参15～30g，山楂30～40g，粳米100g，白糖适量。将丹参、山楂放入砂锅煎取浓汁，去渣，加入粳米、白糖煮粥。两餐间当点心服食，不宜空腹服，7～10d为1个疗程。具有健脾胃、消积食、散瘀血的功效。适用于冠心病、心绞痛、高血压、高脂血症等。

（6）豆腐芹菜粟米粥：豆腐60g，芹菜50g，粟米150g，精盐适量。将芹菜洗净，切碎。淘洗干净的粟米放入砂锅中，加清水适量，用大火烧开，再用小火煮成粥，调入切成小丁的豆腐和芹菜末，继续煨煮5分钟，加精盐调味。每日早、晚分食。具有清热解毒、平肝降压、降糖降脂的功效。适用于高血压、冠心病、糖尿病、高脂血症等。

（7）豆浆花生粥：豆浆500毫升，花生仁、粳米各50g，白糖或精盐适量。将花生仁、粳米洗净，入豆浆中，下锅，可酌情加适量清水，煮粥，调入白糖或精盐。每日1剂，早晚餐温热食用。具有补虚润燥，降压降脂的功效。适用于高血压病、高脂血症、冠心病等。

（8）茯苓五味粥：茯苓10g，五味子6g，粳米100g。把粳米淘洗干净，茯苓打成细粉，五味子洗净。把粳米放入电饭煲内，加入茯苓粉、五味子。水1500毫升。如常规煮熟。每日早晚餐食用。具有除湿健脾，滋养心气的功效。适用于心气不足型冠心病。

（9）葛根粉粥：葛根粉30g，粳米50g。将葛根切片，水磨澄取淀粉。粳米

（9）粉葛鲫鱼汤：鲫鱼1条（重约350g），粉葛250g，精盐适量。将粉葛撕去皮，洗净，鲫鱼剖净，装入煲汤袋中。将所有用料放入滚水煲内，大火煲滚后，改用小火煲约2小时，捞起鲫鱼袋，粉葛切片佐膳，下精盐调味。佐餐食用。具有解肌退热、柔筋止痛的功效。适用于冠心病心绞痛、高血压。

❋94. 防治冠心病菜肴方有哪些

（1）拔丝酿山楂：山楂500g，鸡蛋黄2个，赤豆沙馅、湿淀粉、白糖各100g，麻油、植物油各适量。将山楂洗净，去核，再酿入适量的赤豆沙馅，依次做完。鸡蛋黄打入碗内，加入湿淀粉，调成蛋黄糊。炒锅上火，放油烧热，将酿山楂挂匀蛋黄糊，然后下油锅炸至金黄色，捞出控油。炒锅上火，放麻油烧热，下白糖炒至周围起泡时离火，投入炸过的山楂，翻炒几下，使山楂挂匀糖浆，装入抹过油的盘中。蘸凉开水，佐餐食用。具有滋阴补虚、消食开胃、活血化瘀的功效。适用于冠心病、高脂血症等。

（2）百合炖兔肉：百合20g，三七15g，兔肉300g，味精、精盐、生姜、葱各适量。将百合洗净，三七切成细片。将兔肉洗净、切块。三者一同放入砂锅内，加水适量，先用大火烧开，小火炖至熟，加入味精、精盐、生姜、葱各适量。佐餐食用。具有清热润肺，滋阴安神，消肿止痛，凉血解毒，补中益气的功效。适用于冠心病等。

（3）菠菜炒鱼片：生鱼片200g，菠菜250g，蒜茸、生姜末、葱花、黄酒、精盐、湿淀粉、植物油各适量。将菠菜去根，洗净，切成段，放入开水中焯一下，捞起滤去水分，生鱼片用少许精盐拌匀。炒锅上火，放油烧热，下蒜茸、生姜末、葱段爆香，下生鱼片，加入黄酒，略炒，再下菠菜，调味，并下湿芡粉拌匀。佐餐食用。具有降脂降压、清热滑肠的功效，适用于冠心病、高血压等。

（4）菜心炒腐竹：腐竹100g，青菜心、笋片各50g，水发黑木耳15g，黄酒、味精、酱油、白糖、湿淀粉、鲜汤、植物油各适量。将青菜心洗净，切成段，下沸水锅焯透，捞出沥水。将水发黑木耳去杂，洗净。腐竹泡发好，洗净，切成菱形。炒锅上火，放油烧热，倒入腐竹、青菜心、笋片、木耳煸炒，烹入黄酒，加入酱油、白糖、味精调味，对入一勺鲜汤，烧沸用湿淀粉勾芡，起锅装盘即成。具有清肺化痰，润肠止血的功效。适用于冠心病、高血压等。

（5）炒黑白菜：大白菜250g，水发木耳100g，花椒粉、葱花、味精、精盐、酱油、湿淀粉、植物油各适量。把泡发好的木耳择洗干净，选白菜的中帮或菜心，片成小片。炒锅置火上，放入植物油，烧热，下花椒粉、葱花炝锅，随即下入白菜片煸炒，炒至白菜片油润明亮时，放入木耳，加酱油、精盐、味精，炒拌均匀，用湿淀粉勾芡，即可出锅。佐餐食用。具有清热解毒、降压通便的功效。适用于高血压病、冠心病等。

（6）沉香煲猪心：沉香2g，太子参10g，猪心1只，香菇30g，西芹100g，鸡汤300毫升，黄酒10毫升，葱10g，生姜5g，精盐5g，酱油10毫升，植物油50毫升。沉香研成粉末，太子参洗净，香菇发透，洗净，一切两半；西芹切4厘米段，葱切段、生姜切丝，猪心切片，洗净。把锅置中火上烧热，加入植物油，烧六成熟时，下入猪心翻炒，加入黄酒、精盐、酱油、西芹、香菇、沉香、太子参、鸡汤，用小火煲至浓稠。每日1次，每次食猪心50g，随意吃西芹、香菇。具有补气血、益心气的功效。适用于心绞痛。

（7）陈皮参芪煲猪心：陈皮3g，党参15g，黄芪15g，猪心1只，精盐5g，胡萝卜100g，植物油30毫升，黄酒适量。把陈皮、党参、黄芪洗净，陈皮切3厘米见方的块，党参切片，黄芪切片，胡萝卜切4厘米见方的块，猪心洗净，切成3厘米见方的块。把锅置中火上烧热，加入植物油，六成熟时，加入猪心、胡萝卜、黄酒、精盐、党参、陈皮、黄芪，加鸡汤300毫升，烧沸，再用小火煲至浓稠。每日1次，每次食猪心30g，胡萝卜50g，木耳随意食用。具有补心气、益气血、疏肝解郁的功效。适用于心肝失调之冠心病。

（8）陈皮兔肉：兔肉500g，陈皮20g，精盐、黄酒、味精、酱油、醋、白糖、葱段、生姜片、花椒、辣椒、植物油、麻油各适量。将兔肉洗净切成块，加入精盐、酱油、生姜片，一同放入盘中，腌一段时间，放热油锅中炸上色，捞出沥油。锅内留适量油，烧热放干辣椒、花椒、陈皮、葱、生姜炸成金黄色，随后倒入兔肉，加白糖、醋、酱油和清水适量，大火烧热，改用小火炖至肉熟，放入味精，淋上麻油。佐餐食用。具有补益脾胃，健脑益智的功效。适用于冠心病等。

（9）川贝丹参全翅：川贝母10g，丹参10g，鱼翅50g，菜心100g，精盐5g，火腿肉50g，鸡汤300毫升。把川贝母研成细粉，丹参润透切片，鱼翅发透撕成丝，菜心洗净，切4厘米的段，火腿肉切薄片。把鱼翅、川贝母、丹参片、菜心、火腿肉、精盐、鸡汤同放蒸杯内。把蒸杯置大火，大气蒸35分钟即成。每日1次，每次食1/2。具有活血祛瘀、化痰止咳的功效。适用于痰瘀型冠心病。

（10）川芎白芷炖鳙鱼头：鳙鱼头1个，川芎6g，白芷10g，生姜6片，精盐、味精、麻油各适量。将鳙鱼头去鳃，放入清水中洗净，沥干水。把川芎、白芷洗净。炒锅上火，放油烧热，下鱼头煎至微黄，取出。把全部用料一齐放入大炖盅内，加适量的开水，炖盅加盖，小火隔开水炖2小时，加少许精盐、味精调味即成。佐餐食用。具有发散风寒，祛风止痛的功效。适用于冠心病心绞痛等。

（11）大枣桂枝炖牛肉：大枣10枚，桂枝9g，牛肉100g，胡萝卜200g，黄酒10毫升，葱10g，生姜5g，精盐2g。把大枣洗净去核，桂枝洗净；牛肉洗净，切4厘米见方的块；胡萝卜洗净，也切4厘米见方的块；生姜拍松，葱切段。把牛肉、大枣、桂枝、胡萝卜、黄酒、葱、生姜、精盐放入炖锅内，加入鲜汤1000g。把炖锅置大火上烧沸，再用小火炖煮1小时即成。每日1次，佐餐食用。每次食牛肉50g，喝汤吃萝卜。具有祛寒补血的功效。适用于血虚寒闭型患者。

✱ 95. 防治冠心病主食方有哪些

（1）菠萝鸡饭：仔鸡1500g，菠萝丁700g，炸面包丁、煮鸡蛋丁各100g，粳米饭500g，芹菜、胡萝卜、洋葱丝各50g，炸干葱25g，植物油、干辣椒、炸花生米丁、火腿丁、姜黄粉、番茄酱、油炒面、精盐、味精、胡椒粉各适量。粳米饭放入炸干葱与姜黄粉同炒，将菠萝丁、炸面包丁、炸花生米丁、火腿丁、煮鸡蛋丁搅匀，拌入米饭中。炒锅上火，放油烧热，将仔鸡炸上色捞出，剁4块。炒锅上火，放油烧热，下洋葱丝、干辣椒煸炒，放番茄酱、油炒面、精盐、味精、胡椒粉、芹菜、胡萝卜和鸡块炒熟，再加入米饭中。作主食食用。具有双补气血，祛脂降压的功效。适用于冠心病、高血压、高脂血症等。

（2）参枣米饭：党参15g，红枣10枚，粳米500g。把党参烘干，打成细粉，红枣洗净，去核。粳米淘洗干净，待用。把粳米、红枣、党参粉同放电饭煲内，加水适量，如常规将饭煲熟。每天1次，当主食服用。具有生津除烦，双补气血的功效。适用于气血两虚之冠心病。

（3）蚕豆糕：蚕豆250g，红糖150g。将蚕豆用清水泡发，剥去皮后放入锅中，加水适量，煮烂后加入红糖，搅拌均匀，绞压成泥，待冷，以干净的塑料瓶盖或啤酒瓶盖为模，将糕料填压成饼状，摆在盘内即成。当点心食用。具有利湿消肿、祛瘀降脂的功效。适用于高脂血症、脂肪肝、冠心病、高血压等。

（4）长命包子：马齿苋、韭菜各500g，葱、生姜、植物油、酱油、精盐、味精、鸡蛋各适量。将马齿苋、韭菜分开洗净，阴干2小时，切碎末；将鸡蛋炒熟弄碎，和前2味拌匀，加调料为馅，和面制成包子，放在蒸笼上蒸熟。当点心食用。具有温中行气，散血解毒的功效。适用于冠心病等。

（5）大麦黄豆煎饼：大麦仁500g，黄豆200g。将大麦仁、黄豆分别去杂，洗净，磨成稀糊后混匀。煎锅烧热，用勺盛稀糊入锅，摊成一张张很薄的煎饼即成。当点心食用。具有宽中化积，活血化瘀的功效。适用于冠心病、脂肪肝、高脂血症、高血压等。

（6）豆粉鸡蛋饼：黄豆粉150g，面粉100g，玉米粉200g，鸡蛋4个，红糖50g，牛奶150毫升。将黄豆粉、面粉、玉米粉混合均匀，加入打匀的鸡蛋液、牛奶和适量清水，和成面团，再做成油煎薄饼。红糖入锅，加水少量，熬成糖液，抹在油煎饼上，卷起即成。佐餐食用。具有滋阴养血，健脾益气，散瘀降脂的功效。适用于脂肪肝、高脂血症、冠心病等。

（7）海带粳米饭：粳米500g，水发海带100g，精盐适量。粳米拣去杂物，淘洗干净。海带放入凉水盆中洗净泥沙，切成小块。锅置火上，放入海带块和水，大火烧开，煮沸5分钟左右，煮出滋味，随即放入粳米和精盐，再烧开后，不断翻搅，煮8~10分钟，待米粒涨发、水快干时，盖上锅盖，用小火焖10~15分钟即熟。作主食食用。具有软坚化痰、利水泄热的功效。适用于高脂血症、冠心病、高血压等。

（8）鸽肉红枣饭：肥大乳鸽1只，红枣10枚，香菇3个，生姜5g，粳米150g，白糖、植物油各适量。将乳鸽洗净斩块，以黄酒、白糖、植物油调汁腌渍。红枣、香菇、生姜片同时放入鸽肉碗中拌匀，待米饭水烧得将干时，将鸽肉、红枣铺于饭上，盖严后小火焖熟即成。当正餐食用。具有补阳益气、滋养肝肾、补益脾胃、生血解毒的功效。适用于冠心病、贫血等。

（9）黑木耳豆面饼：黑木耳30g，黄豆200g，红枣200g，面粉250g。将黑木耳洗净，加水泡发，用小火煮熟烂，备用。黄豆炒熟，磨成粉备用。红枣洗净，加水泡涨后置于锅内，加适量的水，用旺火煮开后转用小火炖至熟烂，用筷子剔除皮、核，备用。将红枣糊、黑木耳羹、黄豆粉一并与面粉和匀，制成饼，在平底锅上烙熟。当点心食用。具有益气健脾、润肺养心的功效。适用于冠心病等。

（10）麦冬牡蛎饭：麦冬15g，牡蛎200g，海带30g，香菇2朵，芹菜10g，洋葱1只，米饭500g。将牡蛎洗净，浸水6小时。麦冬水煎取汁。麦冬汁、牡蛎液加洗净的海带入锅加水用中火烧开，再加香菇、芹菜、洋葱煮开，与米饭拌匀。当正餐食用。具有滋阴生津、养心安神的功效。适用于冠心病等。

✻96. 防治冠心病饮料方有哪些

（1）黑芝麻豆浆：黑芝麻30g，黄豆40g。将黑芝麻炒熟，研成细粉。黄豆淘洗干净，用清水泡12小时，于粉碎机中研磨成浆，去渣取浆，入锅烧沸，改小火继续煮3~5分钟，加入黑芝麻粉，搅拌均匀。每日早、晚分饮。具有滋养肝血、益气补肾的功效。适用于糖尿病、高血压、高脂血症、冠心病等。

（2）活血养心酒：丹参60g，白酒1000毫升。以上前1味洗净切片，晾干，入布袋，置容器中，加入白酒，密封，浸泡15天即成。每日服2次，每次15g。日服2次，每服15毫升。具有活血化瘀的功效。适用于心绞痛等。

（3）麦麸蜂蜜糊：麦麸、粗制面粉各50g，蜂蜜30g。将麦麸、粗制面粉放入炒锅内，微火反复炒香，研成细末，盛入碗内，用沸腾水冲泡，边冲边搅，调成糊状，对入蜂蜜，拌匀。每日早晚分食。具有补血和胃、强身抗癌的功效。适用于冠心病、习惯性便秘。

（4）葡萄酒：葡萄250g，低度白酒250毫升，白糖50g。将葡萄洗净，晾干，与白糖放入干净瓶子里，再放入白酒摇晃均匀后，密封。每隔3天开盖1次，15d后。每日2次，每次25g。具有补气养血、温肾壮腰的功效。适用于冠心病等。

（5）核桃仁膏：桃仁（去皮尖）、核桃仁各1000g，红糖350g。将药捣烂和匀，加红糖搅成膏。每服10g，日服2次，沸水冲服。具有活血祛瘀，补肾纳气的功效。适用于冠心病、高血压。

（6）柿子汁牛乳饮：柿子2个，新鲜牛乳1瓶（约200毫升）。将柿子洗净，连蒂及皮切碎，去核，捣烂，放入家用果汁机中搅成糊状，用洁净纱布滤汁，将柿子汁对入煮沸、晾凉的牛乳，搅拌均匀。每日早晚分饮。具有清热止渴，降血压的功效。适用于高血压、冠心病等。

（7）太子参奶：太子参15g，牛奶250毫升，白糖15g。把太子参洗净，放入炖锅内，加水50毫升，用中火烧沸，再用小火煎煮25分钟，除去太子参，留药液。把牛奶用奶锅烧沸，同太子参液混合均匀加入白糖拌匀。每日2次，每次食50g，早晚各饮1次。具有生津止渴，滋补气血的功效。适用于心绞痛明显的冠心病。

（8）养心活血蜜膏：龙眼肉、桑椹、百合、茯神、酸枣仁、丹参各60g，山楂120g，红花30，煎煮3次，合并滤液，浓缩，兑炼蜜适量收膏。每日服2~3次，每次服20~30g。具有养心活血的功效。适用于冠心病有心气虚、心阴虚和血瘀表现者。

（9）芝麻豆浆：黄豆40g，黑芝麻屑15g，白糖30g。将黄豆淘洗净，用500毫升清水浸泡一夜，然后研磨成浆，用双层洁净纱布过滤，去豆渣，把豆浆烧至沸腾后，改用小火再煮3~5分钟，加入白糖、芝麻屑，搅匀。每日早晚分饮。具有补肾填精，健脾益智的功效。适用于冠心病等。

（10）芝麻核桃糊：黑芝麻、核桃仁、桑椹各250g，蜂蜜适量。将黑芝麻洗净，炒香，加核桃仁、桑椹共研成细末，备用。每次2食匙（约30g）加蜂蜜少许，用沸水冲调成糊当点心食用。具有补益肝肾、养血健脑的功效。适用于高血压、冠心病等。

97. 防治冠心病果菜汁有哪些

（1）草莓柠檬汁：草莓250g，柠檬汁15毫升，蜂蜜30毫升，凉开水100毫升。将草莓洗净，放入果汁机内，再加入凉开水，搅汁后过滤，然后与柠檬汁和蜂蜜混匀即成。上下午分饮。具有清热生津、润肠通便的功效。适用于冠心病、高血压、习惯性便秘等。

（2）甘蓝果菜汁：甘蓝菜200g，芹菜30g，苹果1/2，柠檬1/2个，蜂蜜2小匙。苹果去皮，与甘蓝菜、芹菜一同榨汁200毫升。再加入柠檬汁、蜂蜜，充分混合。经常饮用。具有降压、软化血管的功效。适用于高血压病、冠心病。

（3）黄芪橘汁：黄芪15g，橘子汁50毫升。将黄芪加水煎取汁液约100毫升，加入橘子汁。日服2次，饮服。具有强心、降压的功效。适用于冠心病等症。

（4）橘子苹果芦笋汁：绿芦笋30g，胡萝卜150g，橘子100g，苹果200g，蜂蜜1小匙。橘子、苹果去皮，与绿芦笋、胡萝卜切成小块，放入果汁机中，搅拌制汁160毫升，再加入蜂蜜，搅匀。经常饮用。具有滋阴补心、净血强身的功效。适用于冠心病。

（5）龙须果菜汁：苹果1/2个，绿龙须菜6棵，草莓7粒，生菜2叶，柠檬1/2个。苹果洗净去皮，草莓洗净去蒂。将苹果、草莓、绿龙须菜、生菜一同榨汁200毫升，再滴入柠檬汁。经常饮用。具有降压、软化血管的功效。适用于高血压、冠心病。

（6）苹果茼蒿汁：苹果1个，茼蒿100g，柠檬1/2个。苹果去皮，与芹菜一同放入果汁机中榨汁180毫升，再加入柠檬汁，搅匀。随意饮用。具有固齿护齿、和肝降压的功效。适用于高血压、冠心病、糖尿病。

（7）芹菜草莓汁：草莓250g，芹菜30g，橘子1个，番茄1个，菠萝80g。将草莓去柄托。芹菜洗净，切碎。橘子、番茄和菠萝去皮，一同放入果菜机中搅碎榨取汁液。上、下午分饮。具有平肝降压的功效。适用于高血压病、冠心病等。

（8）鲜桃柠檬汁：鲜桃250g，柠檬、白糖、冰块各30g，凉开水400毫升。将鲜桃洗净，挖去果核，待用。柠檬洗净，去皮、核后放进搅拌机，加入凉开水，搅拌1分钟，然后加入鲜桃和白糖，再次搅拌，并加入冰块，合上盖，当成为稀浆汁时，分倒入3只杯子中。每日3次，每次1杯，频频饮用。具有生津止渴、活血消积的功效。适用于冠心病等。

（9）鲜桃汁：鲜桃200g，桃汁150毫升，白糖30g。将桃洗净，去皮和核，切碎，放入容器内，撒上白糖拌匀，再加桃汁拌匀，封口，放置阴凉处3小时。当点心食用。具有养胃生津、润肺活血的功效。适用于慢性胃炎、高血压、冠心病、月经不调、更年期综合征、前列腺炎等。

四、防治冠心病从经常运动做起

✻ 98. 为什么说适当的运动对冠心病患者有好处

各类冠心病患者，为了促进机体康复，提高机体抵抗力，在疾病恢复期心脏功能允许的情况下，进行适宜的户外体力活动是十分必要的。每天应安排一定时间的户外活动，如散步、打太极拳等。如果户外活动较远，要随身携带保健盒，以备急用。进行户外锻炼时，必须注意气候变化对身体和疾病的影响。天气过于严寒时，不宜进行户外锻炼，体质弱、病情重及年龄较大者尤应注意。当然，体质较好，有一定耐寒能力的轻症患者，可以适当接触一些寒冷刺激，以无明显不适和不引起感冒为度。除寒冷因素外，还有刮风、炎热、干燥、阴雨及湿度过大等气候，对冠心病患者也是不利的，也可直接或间接地引起冠心病发作，应加以注意或适当回避。春天，天气晴朗，风和日丽，天气温暖，空气宜人，尚有春风吹拂、花开柳绿；秋天，万物成熟，金秋待收，秋高气爽的外部大环境，可适当增加户外锻炼的次数和时间。

由于疾病的类型不同，病情不一，情趣爱好各异，各人的体质又有明显差别，每位冠心病患者又有各自的具体情况，所以无法制定统一的户外锻炼的气候指标，宜根据自己的具体情况决定。如果病情轻且比较稳定，体质较好的患者，对各种不良气候条件的忌讳不必太多和太严格。因为平时有这方面的锻炼，偶尔遇到不良气候因素的刺激，机体的不良反应也会很轻微。

缺乏运动易使脂肪堆积，体重增加，血压升高。运动还可使紧张的精神放松、慢跑、散步、游泳等，对稳定血压、降低血脂和血糖等有好处。但心绞痛忌参加剧烈运动或者重体力劳动，因为心绞痛患者的心肌本身就有不同程度的缺血或缺氧，如参加剧烈运动或重体力劳动，进一步增加了心肌的耗氧量，加重心肌缺血与缺氧，容易诱发心肌梗死。

冠心病患者多因睡眠后尿液排泄，使血液浓缩，血流缓慢，如起床后就做剧烈活动，血液就无法供给心肌的需氧量，所以就容易发生心绞痛或心肌梗死。因此，冠心病患者起床后，应先喝点温开水，然后做轻微活动。冠心病患者的运动也最好安排在上午或下午，而不宜在清晨。

99. 适当运动能调养冠心病吗

有些冠心病患者认为，运动会使心脏的工作量加大，耗氧量增多，加重心肌缺血而诱发心绞痛。的确，某些不恰当的倡导运动，缺乏必要的医学监护，有的冠心患者运动后会病情加重，甚至死亡。但是，如果掌握了冠心病的发病原因及其运动规律，适当运动不仅可使冠状动脉侧支循环增加，改善心肌缺血状态，而且还可增强心肌的收缩力，使心肌具有更强的代偿能力。研究表明，冠心病的发生与缺乏运动直接相关，而进行适当的运动对冠心病患者的康复有益。

运动可改善骨骼肌代谢，减少运动时的能量需求量，从而减轻心脏的负荷，增加心功能储备，并改善体力。冠心病患者心电图中出现的心肌缺血如ST段和T波异常、心肌梗死及各种心律失常表现，经合理安排的锻炼可改善或转为正常。通过锻炼可使冠心病患者心脏的储备功能和代偿能力得到增强，各种心功能不全症状如活动后气急、易疲劳、上腹饱胀、下肢水肿等症状得到缓解或消失。

通过坚持不懈地锻炼，可扩张冠状动脉，使冠状动脉的血流量增加，促进侧支循环的形成，改善心肌供血，增加心脏泵血功能。

运动可降低血三酰甘油、低密度脂蛋白胆固醇水平，提高高密度脂蛋白胆固醇水平，从而可防治动脉粥样硬化的形成及其继发的冠心病。通过锻炼还可加强血液中抗凝系统的活性，降低血中尿酸水平，从而有助于抗血小板聚集，防止血栓形成，防止心肌梗死的发生。

运动也是减肥的重要措施，很多冠心病患者过于肥胖，而过于肥胖者因心血管疾病致死的较正常体重的人多62%。

运动可放松情绪，增加冠心病患者的生活乐趣，这对冠心病患者的身心健康都有好处。

运动还是防治高血压的有效辅助方法，而高血压又是冠心病的易患因素。

❋ 100. 冠心病患者做多大量的运动合适

不同年龄、不同体质、不同类型的冠心病患者，在运动量的要求上应有区别，冠心病患者运动量过大，会使心脏负担过重，易引发心绞痛或其他症状，甚至引起猝死；运动量太小，又达不到增强心脏工作能力的目的。那么适合的运动量是怎样的呢？一般认为，可以用以下3个指标来判断。

（1）运动的强度接近于但未达到引起心绞痛的程度。

（2）运动的强度应为极限活动强度的80%左右。

（3）根据运动时心电图的变化，确定引起缺血性改变的心率，运动时的最高心率不应超过这个水平。专家认为，40岁以上的冠心病患者运动时的最高心率在104～124次/分。一般来说，患者锻炼时，心率不超过110次/分，一般不会引起心绞痛。

专家通过对多种运动方法的分析认为，能符合以上条件的运动量是适合冠心病患者的。适宜的运动能增强体力，而不适宜的运动，特别是超负荷的运动，则是弊多利少的不明智之举，冠心病患者应关心自己的健康，选择好适合的运动量。

101. 冠心病患者如何做运动，要注意什么

（1）应掌握循序渐进和持之以恒的原则：冠心病患者进行运动时，应掌握循序渐进和持之以恒的原则。因为机体的适应性改变，要在一定的强度刺激下才能产生。过弱的刺激，也就是运动量过小，起不到运动疗法的作用；过强的刺激，也就是超过机体的耐受能力，只能给身体带来破坏性作用。作为患者，应从个体的机能出发，制订运动计划，逐步增加运动量。同时，必须持之以恒，反复多次地加强锻炼，才能收到运动疗法的效果。平时不运动者，不要突然从事过于强烈的运动。

（2）必须进行全面锻炼：机体内外环境的适应是以一个统一的整体来实现的。机体内各器官系统的活动，是相互联系、相互制约、互相影响、互相促进的，而运动使器官功能加强后，心脏的功能也会相应地得到增强。

（3）要严格控制运动量：严格遵守个别对待的原则，根据患者的症状、心肺功能情况来确定适当的活动量。通常可用心率作为掌握运动量的指标，40岁以上的冠心病患者运动时，运动量应掌握在最高心率为100～124次/分以下。运动量大小以不引起心绞痛或心前区不适或极度疲劳为度。锻炼过程中如出现疲劳、晕眩，则应减小运动量，并增加间歇休息时间。如觉得气促、心前区疼痛、频发心律失常、异常的心动过速和心动过缓、面色苍白、发绀、气短历时10分钟以上，或运动后继发不易恢复的疲倦、严重的失眠等，应停止运动，休息恢复后再根据具体情况调整运动量。

（4）锻炼的时机应适当选择：锻炼时间应避开心绞痛惯常发病时间。惯于在夜间发作者，最好在睡前30分钟左右做轻松散步，这有助于预防夜间发作。病情稳定时，一般选择在清晨或上午；如果心绞痛常在早晨发作者，锻炼可选择在下午；常在饭后发作者，最好在饭前或饭后2～3小时进行。运动后心率超过运动前每分钟20次，休息10分钟内不能恢复到运动前心率，或运动后出现心律失常者，应停止此项运动而另选项目。美国哈佛大学的学者在调查曾有冠心病发作的4000名患者后，发现上午9时冠心病发作的概率比晚上11时要高3倍。这种现象可

能是由于刚起床的几个小时内，血管内特别容易形成血栓而造成冠状动脉的栓塞所致，因而冠心病患者不宜在清晨进行锻炼。一般认为，冠心病患者晚上7～9时为最好。如果有些患者有在清晨锻炼的习惯，应注意不要过分锻炼，只宜做散步等轻微活动，以免冠心病发作而发生意外。对于冠心病患者来说，空腹时运动也是不适宜的。例如，早晨慢跑时的主要能量来源靠的是脂肪分解，此时，人体血液中游离脂肪酸浓度显著增高。老年人由于心肌活动能力降低，过剩脂肪酸所带来的毒性可使人产生各种心律失常，甚至导致休克而死亡。此外，血中游离脂肪酸增高，使肝脏合成的三酰甘油增高，还会引起和加剧老年人的冠心病和动脉粥样硬化症。

（5）小事也不能马虎：要避免进餐或饮浓茶、咖啡后立即进行锻炼。也要避免热水洗澡，因为全身浸在热水中，必然造成广泛的血管扩张而使心脏供血相对减少，应休息15分钟后洗浴，洗澡水的温度应控制在40℃以下。大运动量锻炼时，不应穿着太厚，以免影响散热，增加机体消耗，增快心率。炎热的夏季及寒冷的冬季，应酌情减少运动量。运动前后避免情绪激动，精神紧张、情绪激动均可使血中儿茶酚胺增加，降低心室颤动阈，加上运动则有诱发心室颤动的危险。竞赛中的竞争和紧张情绪可导致冠状动脉痉挛，因此冠心病患者，一般不要参加竞赛。

102. 冠心病患者为何不宜做与屏气有关的动作

当人向远处伸手拿物体时，或提起重物时，都要不自觉地先吸口气，然后屏住气，紧闭声带用力呼气。在做这一动作时，动脉血压会发生四期变化：第1期，因胸腔内压上升，传到周围血管，使血压上升；第2期，因回血量减少，心脏排血量也随之减少。血压又随之下降，反射性地使心率加快；第3期，用力结束时，长呼一口气，胸腔内压下降，传到周围血管，使血压进一步下降；第4期，血压继续下降至原始水平以下。对于冠心病患者来说，特别是潜在心力衰竭的患者来说，这种血压出现大起大落的变化，特别是在2期出现回心血量减少时，就特别容易引起心肌缺血，出现心绞痛等。因此，冠心病患者，应尽量避免俯首提重物，避免伸手向远处拿东西，避免用力摒便，避免一切屏气运动。

冠心病患者因动脉粥样硬化使心肌供氧量不足，而造成心绞痛。因此，有人错误地认为做深呼吸能缓解心绞痛发作。但实际上做深呼吸对冠心病是有害无益的。人类胚胎在最初几个月中始终处于低氧、高二氧化碳的环境。研究表明，心脏、肾脏平均需要7%二氧化碳气，2%氧气。由此看来，人体对氧和二氧化碳的需要是有一定比例的，并非氧气越多越好，也并非二氧化碳越多越好。这种比例的统一，便形成了人们适宜的呼吸频率。空气中二氧化碳含量只有0.5%，而氧含量竟为二氧化碳的10倍。如果破坏了适宜的呼吸频率而进行人为的深呼吸，会造成体内含氧量增高，使体内酸性物质下降，碱性物质相对增加，有可能造成碱中毒。而且，体内含氧量过高，则会加重各种痉挛性疾病的病情，诸如冠状动脉痉挛、支气管病等。

103. 某些冠心病患者为何不宜运动

心绞痛频繁发作甚至休息时也有发作，有难以控制的心律失常、3~4级心力衰竭合并有严重的高血压，或急性心肌梗死初期者，均不宜参加锻炼。心律失常由于运动而加剧尚未用药物控制者也不宜参加锻炼。心肌梗死急性期、冠心病不稳定型心绞痛、并发严重的心律失常和心力衰竭等，均需严格限制活动，必要时绝对卧床休息，防止引起严重的不良后果。心肌梗死发生后的半年之内不宜做比较剧烈的运动，一段时间后，由医师根据患者的身体恢复情况指导其进行锻炼，可从缓慢散步开始，以不发生心绞痛、不发生心动过速或心功能不良为度。

104. 急性心肌梗死康复锻炼时的注意事项

心肌梗死患者的康复锻炼不同于正常人的运动，既要让心脏受到一定锻炼，又不能让其负担过重。出院前在医师的监测下，患者应做一次低水平的运动试验，如走1~2层楼梯，测出其最大耐受量的心率值，也叫峰值心率。康复锻炼心率＝（峰值心率－休息心率）×60%~70%＋休息心率。例如峰值心率是160次/分，休息心率为60次/分，则康复锻炼心率值＝（160－60）×60%~70%＋60＝120~130次/分。患者在康复锻炼时应尽量达到这一心率值。康复锻炼开始时可先采取小运动量活动，像生活自理、养花种草等，逐渐过渡到散步、打太极拳、骑自行车、游泳、打网球、慢跑、轻体力劳动等活动项目，患者可根据个人兴趣、爱好、环境条件自行确定，要求是达到康复锻炼的心率值。

患者在锻炼中，还应注意不要使自己感到很疲劳，要练习评价自己的疲劳度。夜间要保证睡眠8~10小时，中午也应适当午休。衣服要宽松，鞋以健身鞋和旅游鞋为好。当天气变化时，如下雨、下雪等，或非常寒冷和炎热时，都会使机体的消耗增加，这时要酌情减少活动量；遇到感冒、发热时，应暂停活动，待痊愈后再按照体力情况逐渐恢复锻炼。在锻炼过程中一定要戒烟，尽量少饮酒，还要积极治疗其他疾病，如肥胖、高血压、高血脂等。有的患者出院后一点不敢活动，整日静养，结果身体越发虚弱，还容易合并其他疾病，心脏功能也日渐衰退，动辄心跳气喘不已，这样反而容易促使心肌梗死复发。

✽ 105. 冠心病患者参加运动时应注意些什么

（1）运动前，患者应注意测量一下血压和脉搏，尤其是高血压患者，如果出现血压过高或过低，脉搏太快、太慢或不齐，都不应参加运动而应服药休息。

（2）随身携带急救药盒，一旦有不适立即服药。

（3）不要单独运动，应有同伴陪同。

（4）多饮水，饥饿或饱餐后不要运动，一般情况下，餐后2小时以内不锻炼。

（5）保持心情舒畅，愉快地参加运动，运动前要有15分钟的准备活动，以避免关节及软组织损伤。

（6）运动中应注意自我感觉的情况，运动应量力而行，不应有明显的心

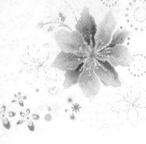

慌、胸闷、胸痛、气短和疲乏无力、咳嗽等不适，避免参加剧烈运动，运动量不宜过大，运动时间不宜过长，避免参加竞争性、刺激性太强的体育运动，避免精神紧张，运动过程中应适当休息，避免劳累，一旦出现不适，应立即停止运动，并马上服药。

（7）运动后应休息至少30分钟，待情绪稳定后再进食，运动后1小时内不进餐或饮浓茶。

（8）不用冷水洗浴，至少要休息15分钟后才能用温水洗澡，运动中会出汗，应擦净汗水，添加衣物，以防运动后感冒。

（9）注意劳逸结合，控制运动量。每个患者的病情不同，身体素质不一，因此在体育锻炼时其运动量一定要因人而异，锻炼要掌握循序渐进和持之以恒的原则，运动时要由弱到强，不要突然从事剧烈运动，过弱的运动量同样也起不到锻炼作用。

（10）最好每日活动量一定，不宜今天运动多，明天运动少。

（11）锻炼时间应安排在中午以后为好。

106. 为什么不应在早晨和上午锻炼

清晨空气新鲜，是人们比较钟爱的锻炼时间，但是，冠心病患者却不宜在此期间锻炼，因为，早晨和上午正是冠心病易发作的时间。

据调查，冠心病在上午9时发作的要比晚上11时高3倍，冠心病猝死多发生于早晨和上午，此外，心肌缺血也多于上午发病。研究发现，在夜间大多数冠心病患者都存在着血液黏滞度高的现象，患者经过夜间的睡眠，通过皮肤、呼吸道散发水分，且不断地产生尿液，因此机体相对缺水，血液浓缩，血液黏滞度增高，血液流速减慢，所以易发生冠心病。而晨起后，如果进行较剧烈的运动，如跑步、骑车，更加重了心脏的工作量，使心脏缺血缺氧，而诱发冠心病。因此冠心病患者不宜在早晨和上午进行较为剧烈的活动。

那么，适合冠心病患者的活动时间是什么时候呢？研究指出，是晚上7～9

时。但有些人已习惯了清晨锻炼，那么，锻炼前最好空腹喝一大杯水，以补充水分，增加血容量，降低血液黏滞度，稀释血液，然后再做运动，运动量也不宜过大，这样可以预防冠心病发作。

107. 冠心病患者如何散步

对于不同的人，要求运动的方式也不同。过于激烈的运动反而会影响健康，人体这部机器要在有张有弛的活动中才能延长使用的期限。在众多的运动形式中，步行运动是最简便而且几乎适合所有的人，特别是对于长年累月坐办公室和活动比较少的人来说，步行活动不失为一剂良药。

调查表明，每天步行3000m者，冠心病等心脏病发作的危险只有步行400m者的一半。步行能减少动脉粥状硬化，还可减少心律失常，有助于预防冠心病。冠心病患者在病情稳定时，每天在平地上进行散步，悠闲自得，这是一种良好的有氧代谢过程，对心血管和呼吸系统有很好的保健作用。散步的时机一般选择在清晨或傍晚进行，散步的地点应选择空气新鲜、环境优美的区域，并且划定行走路线，测定路程的长度和确定休息的适当位置，以便掌握和控制活动量。散步的持续时间，应根据患者的病情及体质不同而定，但最短不少于15分钟，最长不超过1小时，一般以20～30分钟为宜。

步行时肌肉收缩，呼吸循环系统功能加强，有利于将代谢产物排泄出体外，消耗体内过多的脂肪，而许多疾病均与脂肪过多有关。步行锻炼使血管扩张，血压下降，每周3小时以上的步行可减少动脉粥样斑块，降低动脉硬化，有助于预防冠心病发生。

散步的速度因人而异。中等速度的步速每分钟110～115步，每小时3000～5000m；快速步行每分钟为120～125步，每小时5500～6000m。冠心患者一般应采取中等速度。

在步行中，应根据体力情况适当休息1～2次，每次3～5分钟；以后可逐渐增加步行速度和持续时间，直至达到每小时3000～5000m的速度，步行30分钟可休

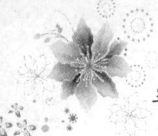

息5分钟。每日可散步2次，长期坚持。应该注意的是，患者在散步前，散步结束后即刻、3分钟、5分钟各测脉搏1次，并记录下来，作为制订合理运动计划时的参考。

心肌梗死患者在病后8周，只要身体情况许可，即可进行适宜的锻炼。初始阶段可以步行程序进行。4～6周时每日散步1次，每次5～10分钟，由400m渐增至800m；7～10周，每日散步1次，每次10～20分钟，由800～1600m；11～12周，每次20～30分钟，1600m以上。此后至半年，心肌已趋愈合，一般已无明显症状，从恢复期进入复原维持期，其运动量可逐渐增大，并进行康复锻炼。

散步能营造出一种生活气息，使人们在精神随意松弛中改善情绪，消除工作压力，让人从紧张、焦虑等不健康心理状态中解脱出来，大脑供血增加，脑细胞可得到更多的营养，思维会更活跃更敏锐。

因此，在不影响工作的前提下，可利用上、下班的时间尽可能步行，对路途较远者可以少乘几站路以步行取代，这样做既能减少汽车流量，节约能源和保护环境，也可以治病，并能保持健康的机体和蓬勃向上的精神状态。

108. 冠心病患者如何练习倒行

包括倒行等在内的返序运动是由德国自然医学专家最先倡导的，具有强身健体的功效。人们总是习惯于向前行走，但它使肌肉活动分为经常活动和不经常活动两部分，影响了人体的微妙平衡，而倒行则可弥补前行的不足，给不常活动的肌肉以刺激，以使血液循环和机体保持平衡。倒行可使人的意识集中，训练神经的安定和自律性，对于患冠心病、高血压、胃病的人来说，可以试用倒行的运动方法，但需要注意安全，以防跌倒。

109. 冠心病患者如何练习慢跑

慢跑是一种轻松愉快的运动。慢跑跑步除了头面部肌肉群活动较小外，全身所有组织器官都在活动,特别是呼吸、血液循环、肌肉等系统的活动量较大,内脏也不例外。跑步时的组织器官是在生理条件下进行锻炼,这样更有利于组织器官的代偿、修复和健壮,坚持慢跑可以达到改善全身血液循环、改善脂质代谢、调整大脑皮质兴奋与抑制的过程、增强新陈代谢、提高抗病能力。研究发现,慢跑对冠心病、高血压、动脉粥样硬化、肥胖症、神经衰弱、骨骼关节病、慢性气管炎、消化性溃疡、内脏下垂等,都是一种很好的防治措施。

慢跑对人体的作用比较全面,能锻炼人的心脏,增加机体的最大摄氧量,增强人体的活动能力。特别是对于中老年人来说,慢跑可以促使冠状动脉保持良好的血液循环,保证有足够的血液供给心脏,从而可以预防冠心病。如能每天坚持慢跑最好,至少每周进行3次。慢跑前应先做几分钟准备活动,使全身筋骨松弛。开始跑步时,应尽量跑得慢一些,配合自己的呼吸,向前跑2~3步吸气,再跑2~3步之后呼出。双手可以前后内外方向轻微摆动,上半身应稍向前倾,尽量放松全身肌肉,在平坦的马路上进行慢跑可以用脚前掌着地,利用下半身的弹性;上坡或逆风慢跑时,步子要放慢,使身体在整个跑步过程中感觉如一。心率每分钟超过120次时,应暂时停止运动,待恢复正常后再开始运动。如果在运动中出现胸闷、气短、头晕等不舒适的感觉时,要立即停止运动。因此,有心血管病的人须经医师检查决定是否可以慢跑。

通过慢速而较长距离的跑步,能显著增加肺排气量和氧气吸入量,促进有氧代谢,改善心肺功能,增强心脏对运动负荷的适应能力,从而防治冠心病。虽然慢跑容易取得锻炼效果,但体力消耗大,对于老年冠心病患者或者体力较差而无运动基础者来说,不宜采取此种锻炼方法,以免发生意外。

慢跑时应穿合适的运动鞋及宽松的衣裤,保持轻松的步伐,注意地面和环境,防止发生外伤。跑步前后应有适量的活动,做好准备和放松工作。也可步行与慢跑交叉进行,这种锻炼将耐力与强度相结合,比较适合于冠心病患者。如果在雨、雪或大风天气,或因其他原因不能外出锻炼时,可以在室内进行原地跑步。

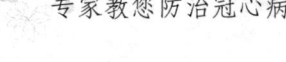

110. 冠心病患者如何练习步行爬坡

步行爬坡是在有一定坡度的地段上，做定量步行的一种运动疗法，冠心病患者通过逐渐增加登坡高度的适应能力，可锻炼和保护心脏，有效地增加心肌的储备力，改善血管的功能。步行爬坡还可减轻体重，对减少心脏负荷也有良好的作用。步行爬坡应选择在公园，特别是居住地附近的小山丘或高地，且地形不很坎坷的地方进行。运动量应根据步行的速度、距离、坡度、上坡的次数、中间休息的时间综合考虑确定。

步行爬坡的路线及方法举例：

第一条路线可往返2000m，其中有两段较短的坡路，各长100m，坡度为5°~10°，其余为平路。先用20~25分钟步行1000m，休息8~10分钟，再用同样的时间按原路返回。

第二条路线可往返3000m，在1500m的终点有30~50m高的小山丘，坡度为30°。先用16~18分钟走完1000m平路；休息5分钟后，继续用7~8分钟走完500米平路；再休息3分钟后，用20~30分钟的时间爬山，中间可适当进行休息，上山后要休息5~10分钟；然后用同样的时间按原路返回。

第三条路线可往返4000m，在2000m的终点有30~50m高的小山丘，坡度为30°~45°，步速和休息时间及方法与第二条路线相同。

以上3条路线应循序渐进，适应一条路线后再换另一条路线。爬坡的速度以引起呼吸和心率适当加快，停止运动后5分钟恢复到运动前的水平为宜。

选择此项体疗方法前，须事先征求医生的意见。

111. 冠心病患者如何做健心操

这套体操具有促进全身血液循环、改善冠状动脉血液供应、缓解心肌缺血缺氧、解除胸闷症状、提高心肺功能、预防心绞痛发作等功能。

原地踏步4个8拍。

(1) 站桩

预备姿势：自然站立，两脚分开如肩宽，两臂自然下垂，头部正直，保持轻灵、松静，下颌略内含，两足趾如钩，紧抓地面，如落地生根。排除杂念，精神集中，想着神阙穴（即肚脐处。伴有高血压病者可想着足心或一侧之足加母趾）。

动作：吸气时，腹部波形自然向外，肛门肌收缩；呼气时，腹部波形自然向内，肛门肌放松。一呼一吸为一拍，连续呼吸4个8拍（32次）。呼吸应力求自然、轻柔、徐缓，用鼻呼吸或鼻吸口呼，合并神经衰弱或有肾虚表现的患者，可重复4个8拍。

(2) 平血运动

预备姿势：自然站立，两脚分开如肩宽，两臂侧平举，掌心略向前上方，想着神阙穴。

动作：①呼气时，一臂随体侧屈而慢慢下降，另一臂慢慢相应抬高，两臂始终保持成一字形，头顶至尾骨则尽量保持正直位置。②恢复预备姿势，同时自然吸气，如此反复进行，一呼一吸合为一拍，共为4个8拍。

(3) 体外心脏按摩运动

预备姿势：两手掌心擦热，左臂沉肩垂肘，斜向下垂与腋线约成45°，中指微用力。

动作：右手掌心置左手心前压，第2~5指并拢，拇指分开，以鱼际部着力，循内、上、外、下路线在心脏区域顺时针轻柔缓慢地作环形按摩。按摩1圈为1次，周而复始。1分钟20~30次，连续按摩32次。

(4) 整律运动

预备姿势：正身直立，两脚分开如肩宽，两臂自然下垂。

动作：①两臂向前平举，掌心向下。呼气时，两手紧握拳，中指尖即叩紧掌心劳宫穴，拇指外包；吸气时，手掌放开。共握8次，为第1个8拍。②两臂侧平举，掌心向下，进行握拳运动，动作要领与①相同，进行第2个8拍。③两臂上举，掌心相对，行握拳运动，拇指内包，其余四指指尖紧贴掌，其余要领如①，进行第3个8拍。④两臂下垂，心向内，行握拳动作，要领同①，进行第4个8拍。

上述动作共4个8拍，心律不齐也可重复4个8拍。握拳速度以每分钟30次为宜，心动过速者可减少到每分钟10次左右；心动过缓者每分钟可增加10次左右。握拳宜紧，放开时五指应舒展放松，但中指微用力；动作要均匀。

（5）扩胸运动

预备姿势：两脚分开如肩宽，两臂肘关节自然向前弯曲于胸前交叉，左手在上，右手在下，掌心斜向下，五指自然张开，中指微用力。

动作：①呼气时，肘关节逐渐向两侧慢慢拉开，掌心随扩胸而渐向上翻，成侧平举姿势；②吸气时，两臂慢慢回到预备姿势，掌心斜向下。如此反复进行。

上述动作共4个8拍32次，有胸闷、肩背疼痛者可重复4个8拍。面对初升的太阳操练，效果更佳。

（6）拍肩运动

预备姿势：两足分开如肩宽，腰膝微屈。

动作：①右手掌拍左肩，左手背拍右腰；②左手掌拍右肩，右手背拍左腰。如此反复进行。

上述动作共4个8拍32次，背部疼痛者可适当多练，疼处拍打时用力可稍重。做拍肩运动时应以腰部转动带动两臂拍打，头部也应随之转动，但头顶与尾骨应尽量保持垂直。

（7）伸臂运动

预备姿势：正身直立，头正直，目平视，两足分开如肩宽，两肘弯曲，两手握拳（拇指外包）置两胸前，拳心斜向下。

动作：①呼气时，两臂向前上方呈抛物线伸出，同时两手放开，指、腕、肩等关节放松。②吸气时，两臂收回，恢复到预备姿势。如此反复进行32次。

（8）眼部运动

预备姿势：两手拇指第二节背面互相擦热，拇指外包，轻握拳。

动作：①擦眼皮，擦眉：两手拇指第二节背面自目内眦向外眦轻擦眼皮，同时以示指末节外侧面擦眉毛，共32次。②按摩睛明穴：用两手示指尖，循顺时针方向按摩睛明穴16次；再逆时针方向按摩16次。③转睛：两眼轻闭，两眼珠轻轻向左转16次，然后再轻轻向右转16次。

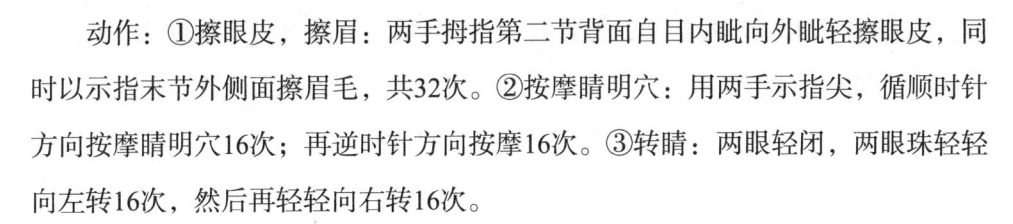

（9）耳郭运动

预备姿势：两手心互相擦热，两手掌心轻按在两侧耳轮上。

动作：①摩耳轮：两手掌心轻按两侧耳轮上，轻柔地顺时针按摩耳轮16次，再逆时针按摩16次。②鸣天鼓：两手掌心紧按两耳，手指置于与耳轮等高之后头部，两手示指置于中指之上，然后将示指自中指滑下，弹打风池穴，发出"咚、咚"之响声，共敲打32次。③按摩外耳道，振动鼓膜：用两手示指或中指尖轻塞于两侧耳道，做轻柔之旋转按摩32次。接着二指尖轻轻按外耳道，然后指尖突然拔出，两耳发出"崩"的鼓膜振动声。

（10）口部运动

预备动作：刷牙漱口，保持口腔清洁。端正站立，意守神阙，自然腹式呼吸10余次。

动作：①叩齿：精神集中，上下排牙齿互相轻叩32次，但不可过分用力。②舌轮转：口轻闭，用舌尖在口腔内齿槽外面先向左轮转16次，再向右轮转16次，使津液满口。③鼓漱：将口内津液漱32次。④吞津：自然腹式呼吸10次，将口内津液在呼气完毕时分3次咽下。

112. 冠心病发作期如何做医疗保健操

本操用于冠心病发作期。症状明显时可在床上进行，随病情好转可在医务人员指导下取坐式或站式进行。

（1）擦面：动作：两手心擦热，用两手掌擦面，由前额经鼻两侧往下擦至下颌部，再向上擦，一上一下为1次，擦32次。

（2）叩齿、舌轮转、吞津：动作同上。

（3）卧床腹式呼吸运动：仰卧或右侧卧，目露一线之光，排除杂念，想着神阙穴，做自然柔和的腹式呼吸。口微闭，意想着呼吸在腹部发动，仿佛以腹部来带动鼻子呼吸。呼气与吸气时间大致相同，可呼吸32次。

（4）加强吸气呼吸法：站立，两臂自然下垂，两脚分开如肩宽，目平视，全身放松，排除杂念，想着神阙穴处。用鼻呼吸或鼻吸口呼。吸气时间延长，与呼气时间之比初为3∶2，逐渐延长至2∶1。每次呼吸，气息应尽量微细，做到即使羽毛放到鼻前也不会吹动那样轻柔。用口呼气时，则须上下齿轻轻靠拢，口微闭。

加强吸气呼吸法应循序渐进，以自觉舒适为度，吸气不可过深过长，切忌硬练和憋气。每次可练习32次，根据体力酌情多做。体弱或发作期患者，可采取坐式或卧式练习。

本法对伴有窦性心动过缓的患者效果较好。

（5）上肢运动：急性心肌梗死进入恢复期后，可在医务人员的指导下，做一些简单的上肢运动。

预备姿势：仰卧，上臂靠床面，屈肘，两手手指自然张开，指尖向上。

动作：①两手握拳，然后松拳还原成预备姿势，重复16次。②腕肘微屈，手和前臂从外向内做圆形运动，使手绕环16次。

（6）下肢运动：急性心肌梗死进入恢复期后，可在医务人员的指导下，做一些简单的下肢运动。

预备姿势：仰卧，两腿伸直，两腿自然放在床上，掌心向下，腹部放松。

动作：①一腿屈伸，屈腿时膝关节全屈，髋关节屈至90°，踝关节做绕环运动1次，然后腿伸直还原，换另一腿做，可做8次。②一腿抬高，小腿半屈，踝关节做环绕运动1次，然后恢复至预备姿势。如此两腿交替进行8次。

✽ 113. 冠心病巩固期如何做医疗保健操

正身坐于椅上，右足踏地，左小腿放在右大腿上，两手放膝前，两小指相钩，其余四指握拳，掌面向腹部。姿势摆好后，两眼微露一线之光，思想集中在神阙穴处，进行自然的腹式呼吸。刚开始每次15分钟，以后可逐渐增加至每次30分钟。

114. 冠心病患者如何练习骑车慢行

骑自行车对心脏的作用，可与长跑和游泳相媲美，只是受天气的影响较大。经常骑自行车可增强心肺功能，使心脏收缩力增强，血管弹性增加。我国的家庭中大都有自行车，它既是交通工具，又是很好的锻炼器材。特别是骑自行车上下班，既节省时间，又达到锻炼的目的。骑自行车锻炼时应将车座高度和车把弯度调好，行车中保持身稍前倾，避免用力握把，宜在运动场内锻炼。如有条件可应用功率自行车在室内进行运动锻炼，它的优点是运动量标准化，便于观察比较。

在一些健身房内，设有自行车测功计（简称功率车）或固定的自行车台，它作为室外运动的一种补充手段，也可达到锻炼的目的。这些运动器械不仅对下肢肌肉是一种力量性训练，而且对心血管系统也是一种耐力性有氧训练。锻炼方法可采用间歇运动逐步增量法，即每运动3分钟后，就地休息3分钟，然后再进行，并逐步增加运动量。

115. 冠心病患者如何做登山锻炼

登山运动对于增强心肺功能，是一种很好的锻炼方法。由于登山运动较平地锻炼耗氧量大，心肺负担也重，体力消耗多，所以适宜于健康者和患有冠心病且病情较轻，心肺功能尚好，平素有一定锻炼基础者。另外，登山锻炼受一定条件的制约，故适宜于在山区居住的冠心病患者进行锻炼。对于城市居民而言，经常进行爬楼梯的锻炼，也可以收到同样的效果，但重症冠心病患者不宜进行此项运动。

在登山锻炼前，应先进行步行及爬坡步行的锻炼。如果接受这些运动后，没有出现心绞痛等不适症状，才可进行此项活动。登山锻炼的运动量，应根据运动时的心率来判定。一般情况下，运动时的心率应该比安静时的心率增加50%~75%。例如，安静时患者的心率为每分钟50次，则运动时最高心率应为每分钟75~88次，且运动中不出现心绞痛。此外，在停止运动后，心率应在5分钟内恢复原来的水平。如果达到了这些要求，其运动量是比较适宜的。登山的速度、高度和时间，也应根据上述运动时的最高心率、恢复时间和自觉症状来确定。

登山的高度可为50~100m，坡度为15°~30°，也可根据体质及疾病的变化情况增加高度和坡度。在登山过程中，如果自己的心率已达到最高心率时，应减慢速度直至停止运动，休息5~7分钟再继续进行。登山结束后，应适当休息，然后缓步行走1000~2000m，做放松运动。整个登山运动过程应控制在45~60分钟左右，如果条件允许，每日可进行1~2次。

对登山锻炼的适应证必须严格掌握，需经医师对患者进行体格检查和心肺功能测试后确定，千万不要自行其是，以免运动过量而发生意外。

116. 冠心病患者如何做游泳锻炼

游泳是一项很好的全身性健身运动，它适合于中老年人进行锻炼。水压可改善心肺功能，人站在齐胸深的水中，胸部受到高达12~15kg的水压，呼吸肌的舒张功能受到限制，必须加深呼吸才能完成呼吸动作，使呼吸肌得到了锻炼。水中的静水压力作用于体表，可使中心血容量增加，促使大量的血液和淋巴液回流到心脏，心脏再把大量的血液输送到全身，从而增强了心肺功能。水的浮力作用有利于关节和肌肉的锻炼，使腰椎、四肢关节的活动增加，提高肌肉的力量、耐力和全身关节的灵活性，使身体得到协调的锻炼，从而使心肺功能增强。

冠心病患者如果学会游泳，将受益匪浅。在蝉鸣烈日的三伏，到江河湖海或游泳池里一游，周身会觉得格外清爽，精神为之振奋。劳动后游泳不仅能洁身，还能消除疲劳。此外，大自然优美的景色，充足的阳光，清新的空气，丰富的空气负离子，与水浴、沙浴结合起来，其健身和增强心肺功能的作用更佳。体力较好、原来会游泳且有条件可以长期坚持者，可以从事这项运动锻炼，但应做好准备运动，并应避免运动时间过久，以防止肌肉痉挛。游泳时间、距离和速度应量力而行。游泳结束后，应该用干毛巾及时擦干身上的水分，穿好衣服，防止日光暴晒。病情不稳定，有频繁发生的心绞痛，或有其他心律失常等症状时，不宜进行游泳锻炼，尤其不能进行冷水游泳锻炼，以防加重病情。

五、防治冠心病从心理调适做起

❋ 117. 精神调补有益冠心病康复吗

早在两千多年前，中医就已认识到情绪与内脏的密切关系。如《黄帝内经》所述："肝在志为怒，心在志为喜，脾在志为思，肺在志为悲，肾在志为恐。"并指出：五脏功能协调，精神活动就正常。所谓"五脏安定，血脉和利，精神乃居"；反之则会导致情绪或精神异常。如"肝气虚则恐，实则怒""心气虚则悲，实则笑不休"。另外，情志活动的异常，也会影响人的脏腑气血的正常生理活动。如"悲哀愁忧则心动，心动则五脏六腑皆摇""怒则气上，喜则气缓，悲则气消，恐则气下，惊则气乱，思则气结"等。

中医把"喜、怒、忧、思、悲、恐、惊"称为"七情"，是致病的内因。由情志因素导致的心身疾病，每每需采取精神调补进行治疗，古人早就有"心病还须心药医"的说法。精神调补主要是通过语言开导、心理安慰、以情制情、移情、暗示等方式，使患者心情愉快、情绪稳定、压力解除、郁闷宣泄，从而保持身心健康，达到防病治病目的。

人与情志活动如影相随，而不同的情绪和心理体验与身心健康密切相关。"怒伤肝，喜伤心，思伤脾，忧伤肺，恐伤肾"，各种过极之情志，可导致人体内脏发生各种疾病。

人的情绪和心理都受环境的影响。来自社会方方面面的压力，可造成心理紧张和情绪压抑，进而引起身心改变。研究表明，人际关系失调所导致的情绪变化，可通过大脑的情绪中枢传达到内分泌中枢及自主神经中枢，两者交互影响，内分泌就会失调，导致生理功能紊乱。情绪的过度压抑，可引起自主神经功能失调，血管舒缩异常，出现肩酸臂痛、纳差失眠等症。悲伤、烦恼过度会导致胃肠功能紊乱；长期闷闷不乐，会致使血聚大脑引起偏头痛；压抑日久，可使血流失畅，出现低血压状态，使人常感疲劳倦怠。当今的许多疾病都与精神情志因素有关。如精神紧张、心情苦闷可引起脑血管收缩，进而影响脑组织的血液供应，产生各种神经系统疾病；高度精神紧张可降低机体免疫力，轻者易受病毒、细菌感染，严重者可致癌症。

不良情绪会危害健康，良好的情绪有助于长寿，长期保持心情愉快，情绪稳定，可降低交感神经的紧张度，从而缓解动脉血管张力，防止血压升高，保护心脑功能；促进消化腺的分泌，增进食欲，且有利于睡眠的安稳。心理的宽松、愉快还可促使内分泌系统发生变化，刺激人体产生内啡肽，缓解症状，恢复平衡。通过神经、体液的综合调节作用，最终使内脏功能得到改善。

精神调补正是通过各种手段，来缓解精神紧张和心理压力，使人们摆脱消极情绪的干扰，形成开朗乐观、心胸开阔的情感状态，从而达到预防和治疗疾病的目的。

118. 如何对冠心病患者进行精神调补

（1）言语疏导：在分析患者病情、心理状态、情感障碍的前提下，进行语言开导，动之以情，晓之以理，消除其致病心因，纠正其不良情绪，达到治疗其心身疾病的目的。应用此法，要注意根据患者的不同形神气质类型、性别、年龄、文化程度、社会背景等拟定相应的疏导方案，注意言谈技巧的方式，并对患者的隐私表示保密，以取得患者的信任和合作。

（2）移情易性：运用各种方法，转移和分散患者的精神意念活动，使其淡化对疾病的过分注意，摆脱不良心理情绪的困扰，达到调理气机紊乱，纠正病理状态的目的，促使疾病得以康复。应用本法，必须首先了解患者平素爱好、兴趣和病因所在，巧妙地选择各种切合病情的方法。要设法取得患者的信任，使其能遵从医嘱，配合治疗也可结合气功锻炼进行情志导引。具体方法除了医生言语开导以转移其注意力外，还可鼓励患者去发展有利于其身心健康的爱好和技能，可参阅本书"娱乐疗法"一节。

（3）情志相胜：根据情志之间的制约关系，以一种或多种情志，制约、消除患者的病态情志，可治疗由情志过激引起的心身疾病。①以怒胜思：思为脾志，五行属土；怒为肝志，五行属木。木克土，故怒胜思。凡因忧思积虑所致的疾病，可通过激怒之法疏肝运脾，宣散气结，以摆脱不良情绪的羁绊，重建心理上的平衡。②以思胜恐：恐为肾志，属水。土克水，故思胜恐。凡因惊恐畏惧不能解脱所导致的疾病，可通过启发诱导等方式开启其思，坚定其识，以摆脱恐惧。③以恐胜喜：喜为心志，属火。水克火，故恐胜喜。大喜过度，可导致心气涣散，神不守舍，表现为心神恍惚，注意力不集中，甚则嬉笑不止，状若癫狂。可以猝不及防的方式，突然示之以平素畏惧之事物，使其气下、气怯，突然清醒，恢复常态。④以喜胜悲：悲为肺志，属金。火克金，故喜胜悲。凡由生活受挫、爱情失意或亲友亡故而悲伤过度或悲观失望，致使形容憔悴，流泪叹息，不能自拔者，可用各种幽默逗乐之事，使患者笑逐颜开，悲忧消散，精神振作。⑤以悲胜怒：金克木，故悲可胜怒。怒则气上，肝阳冲动，气血逆乱，可致面赤头痛，眩晕耳鸣，甚则吐衄、昏厥。当诳之以悲忧之事，顿挫其激扬之势，使怒气因悲泣而泄。

（4）言行暗示：医生用语言、行为等方式诱导患者无形中接受某种暗示，从而改变其情志和行为，减缓症状，治疗疾病。患者也可以积极、自信、轻松的言语暗示自己，以消除不适，建立自信稳定情绪，平衡心理。暗示的方式很多，主要有语言暗示、动作表情暗示，以及配合以特定情境、气功、药物等进行暗示。该疗法对心因性疾病、功能性疾病最为适宜。

（5）顺意疗法：意念未遂，所求不得，可导致或诱发许多疾病，对此类患者，可顺从其意念，满足其心身要求，以解除致病心因。

（6）激情疗法：有目的地诱发患者的激情，利用由此产生的强烈情绪反应和行为反应，可动员其潜能，打破不良的平衡，纠正或改善原来的病理状态。常用的方法有激怒法、惊恐法和羞辱法等。

精神调补在冠心病的防治方面有一定的意义。良好的心理暗示可消除精神紧张，缓和血管神经张力，降低血压，预防冠心病的发生；培养适当的业余爱好，移情易性，可转移注意力，开阔心胸，调畅气血，防止心血的瘀阻，疏泄瘀滞的情志。已患冠心病者，医生的疏泄开导，积极的语言暗示，也能明显缓解症状，延缓疾病的发展。在治疗冠心病的过程中，医者应言行谨慎，避免不良暗示对患者身心健康的影响。忌用激情法，慎用悲恐相胜法。

119. 冠心病患者为何不宜愤怒

愤怒是人体情绪的一种表现形式，由此引起的情绪爆发可能导致攻击性行为。人在愤怒时，交感神经兴奋，体内去甲肾上腺素和肾上腺素分泌增多，血压升高，心跳加快。如果强行制怒，往往会产生"耿耿于怀""生闷气"或"难咽下这口气"等情绪，这并不能缓解交感神经的兴奋。而且，这种强行压抑在心头没有表现出来的情绪，往往也是各种心身疾病的基础。愤怒易使人在其他冠心病危险因素的相互作用下引发冠心病。在日常生活中，常常可以见到由于愤怒引发冠心病或冠心病复发。

美国马里兰州大学的心理学家沃尔夫·西格曼指出，脾气急躁的人，所面临的心脏病危险要高于普通人。这些人说话时爱打断他人的讲话，并一受到刺激就会暴跳如雷。这种类型的人罹患冠心病的危险性较大，这一结论是在对101位男性和95位女性进行研究后得出的。在研究中，科学家让他们接受压力测试，即心脏的血液流量，结果发现那些被认为爱打断他人讲话的人罹患冠心病的危险比好脾气的常人高出47%，那些爱发脾气的人则高出27%。研究发现，无论男女，如果对被人打扰会立即发火的话，那么罹患冠心病的危险都一样会增大。尽管人们通常说女人更含蓄，但实际上那些脾气率直、不会掩饰愤怒的女人罹冠心病的危险更大。西格曼认为，"容易发怒往往导致血压升高，从而损害心脏。事实上，人们无须掩饰愤怒，但应该对愤怒加以讨论。你应与那位令你感到愤怒的人进行交涉，但必须以克制的态度"。

120. 冠心病患者为何不宜紧张

冠心病患者常因心情激动、沉重的心理负担、情绪紧张或过度喜悦或悲哀等急剧的心理活动变化和情绪波动引起心绞痛发作、突发急性心肌梗死或猝死。

一般认为，精神紧张是通过神经系统来发挥作用的。大脑支配着交感神经和副交感神经，它们是相互制约、相互拮抗的，它们的作用在制约和拮抗下达到平衡，使心脏能够正常地工作。比如对于心脏，交感神经会使心跳加速、冠状动脉扩张，而副交感神经则可使心跳减慢，冠状动脉收缩，在交感和副交感神经的共同作用下，心脏保持着正常的心率，不会过慢或过快，冠状动脉能够正常地供血，不过于扩张或过于收缩。但是当人们处于紧张情绪时，大脑皮质的功能紊乱，交感神经与副交感神经的平衡关系被打破，交感神经的作用占了优势，因而出现心跳加快、心肌对氧的需求增加，血液的黏稠性增加，容易引起心律失常。因此，长期反复的精神紧张，容易触发加重冠心病。由此，平时保持愉快、乐观的情绪，避免精神紧张，对预防冠心病的发生和加重是非常重要的。

长期的紧张，易使人在其他冠心病的危险因素作用下发生冠心病。过度紧张也常是一些冠心病患者复发的心因。有的学者曾做了动物实验，在白鼠脑中的情绪中枢部位埋入一个电极刺激脑细胞，就能引起白鼠的防御性反应，白鼠躲在角落里缩成一团。这样连续刺激3~4小时，白鼠的机体发生严重的生理失调，呼吸频率改变、血压升高。更有甚者，有的动物在类似条件下会出现心脏严重衰竭和血管梗死。

121. 情绪波动会导致冠心病急性发作吗

情绪反应大致可归为两种：一种是消极情绪；另一种是积极情绪。消极情绪如焦虑、恐惧、愤怒、悲哀等；积极情绪包括快乐、兴奋、安慰、舒适等。一般说来，消极情绪对人的健康会起破坏作用，它会引起患者血压波动，心动过速，心脏负担因而加重，易引起冠心病的急性发作。冠心病患者应尽量避免这些不良的情绪反应，注重自我心理的调护。积极情绪如快乐、舒适、安慰一般来说对身体健康是有益的，平常应保持乐观、祥和的心境，但是一些积极情绪也不应过度，比如，兴奋过度，也会使血压升高，心跳加快，也会诱发冠心病，我们常看到一些人是因高兴而引起冠心病发作，出现心肌梗死、猝死的。因此，也应避免这些情绪过度，正确地进行心理调护。

122. 得了冠心病后容易形成哪些不良情绪呢

有些患者并不了解冠心病，往往希望能很快将冠心病治愈，重新正常地工作、生活。但是，最终了解到这是不可能的，冠心病不可能很快治愈，而且，今后的生活、工作都会受到冠心病的限制——不能过度劳累，不能激动，不能生气，不能饮酒，不能多吃肉类……因而产生了一种沮丧、烦躁的消极心理，丧失了治疗的信心，不愿与医生配合，依旧想我行我素。这些患者需要静下心来，做一番思考。消极的行为会加重病情，使原本可能轻度的病情加重，使病情继续发展，如果到了无可救药的地步，只能后悔晚矣。到时会给亲人、朋友带来无限的悲伤。因此，应庆幸发现及时，同时，应积极配合医生争取病情及时被控制，并保持稳定。这样更利于工作、生活。同时医生、亲属、朋友都应给患者做好思想工作，使患者配合治疗，使疾病及早消除。

另一些患者否认自己有冠心病，这些患者有冠心病的症状，有些已被医生确认为冠心病，但仍然不相信自己有这种疾病。这些患者为数较少，但是如果不能接受这个已成的事实，对于今后的治疗，是会造成妨碍的。因此，医生应耐心地向患者解释清楚病情,与其亲属一同促使患者接受这个事实,同时还应该使患者有信心和决心治好冠心病。

123. 冠心病患者如何调节不良情绪呢

冠心病的一个重要诱发因素就是情绪的过度波动。因此,冠心病患者应该注重心理的调护,并学会自己为自己排忧解烦。

首先,冠心病患者应该了解自己的病情,了解自己不能经受过大的烦恼,注重自己的身体,凡事想开一些,善于安慰自己,凡事有得必有失,一些好事虽值得高兴,但以后的事不可能都顺利、圆满;一些看起来坏的事其实也给自己许多教训,可以使今后的事做得更好,况且,有些看起来是坏事,也有它有利的一面,有时要对自己的现状满足一些,以保持心理的平衡。

其次,如果突然发生了某些麻烦事,使自己按捺不住愤怒的情绪,这时候,最好先冷静一下,问一下自己事情是不是搞清楚了,最好听听别人的意见,以免自己有偏。如果仍然怒火中烧,就自觉地回避一下,找一些别的事情做,比如可以浇浇花,也可以摔枕头,将怒气发泄出来以减轻心理压力;处理事情的过程中也不要用吵架的方式来解决,因为吵架只会使自己更生气,就像一堆柴被点燃,会越烧越旺。相信吵架的时候做出的决定大多不理智,而且会伤害大家的感情。许多时候,大家争吵的核心只是一点鸡毛蒜皮的小事,但吵架以后,有时几十年的老朋友也会甩手走开,太不值得,"退一步海阔天空",对大家都有好处。还要及时将自己的喜怒哀乐向朋友们吐露,听听他们的想法,请他们帮你解决部分问题,并减少自己的心理压力。

再次,还应加强自己的道德修养和文化修养,多看看有关的书,培养一些好的爱好,如种花、画画、摄影、唱歌、唱戏、养鸟等,可使心情舒畅,也可转移自己对烦恼事的注意力。

五、防治冠心病从心理调适做起

124. 如何安慰和帮助冠心病患者

对于盲目自信、满不在乎的患者，应讲明有关冠心病的性质，指导患者注意生活保健，坚持治疗，可以防止病情发展，住院应服从治疗；定时服药；对有消极悲观心理的患者，应以美好的语言、友善的态度安慰患者，给其心理上的支持并适当地预告病情，使其对疾病有客观的认识，增强战胜疾病的信心。要避免焦急、恐怖、沮丧、悲伤、不满、紧张等负性情绪的产生。研究发现，易产生负性情绪的人，体内交感神经兴奋，会释放出大量调节人体血管收缩和舒张的血管活性物质。如焦虑时能释放大量肾上腺素，注意力过度集中时则会持续分泌大量的去甲肾上腺素，这些物质通过血液循环调节机体，使人体代谢增强，心肌耗氧量大大增加，加重心脏负担。与此同时，还可导致冠状动脉收缩或发生痉挛，造成心肌严重缺血，引起心律失常、心绞痛，甚至心力衰竭。可鼓励患者参加休闲娱乐活动，如散步、听音乐、读书，转移分散注意力，同时适当地参加社会活动，使其放松，从而摆脱庸人自扰，尽量从焦虑中解脱出来。

125. 冠心病患者如何学会适当宣泄

现代研究表明，制怒会把迸起的怒火强行压抑在心头而引起各种身心疾病，只有泄怒才有益于身心健康，减少罹患冠心病的危险。通过疏泄方法使患者倾吐积聚已久的内心抑郁，使心情安静、平定，达到心理平衡；通过生物反馈松弛训练治疗，消除过度紧张和焦虑的心理，降低交感神经张力引起的冠状动脉扩张，改善心肌缺血。

现代生活中，人们常常会愤怒、会生气，而且常生闷气，容易把气出在家人身上。怒气的源头是情绪处理不良及压力无处宣泄，很多证据表明常生气的容易罹患冠心病、心肌梗死。生气是一种负面情绪，经常处于负面情绪中，也会引发身心症。大多数人生的是闷气，处理闷气与情商高低有关，有些人之所以回到家中对家人生气，其实对家人没什么好气的，但压力累积一天之后，为了形象不方便在外人面前生气，只能带着一肚子的闷气回家爆发，使家人成了"受气包"。

年纪大、社会地位高的人比较少生气，除了修养功夫外，往往他们比较有本钱让年纪轻、层次低的人对他们忍气吞声。只要是正常人，没有人不曾生过气。事实上，人需要适度的生气来发泄情绪，人活着是一口气，适度的发脾气是有益健康的。关于生气有一种1分钟法则值得推荐，就是不到最后1分钟绝不生气，生气发作的时间限定在1分钟内，生气时还要留有余地，以便给对方台阶下。

培养幽默感也是消气的好方法，当一个人有幽默感时，可以摆脱愤怒的情绪，笑看自己的怒气，有时有些事情是又好气又好笑，不妨多想着好笑的一面摆脱怒气。愤怒时，还可以采用社会容许的方法来出气，例如，对着布娃娃出气，或者打球时把球想成令人生气的事物用力打，这在心理学上称为转移作用；更高明的方法是把怒气升华，发挥出建设性的作用来。

在现实生活中，人们常有这种误解，认为老年人离退休以后，没有工作负担，不会为工作而苦恼，从此就可以轻松愉快地安度幸福晚年了。事实上，从心理学的角度来看，当人长期处于紧张工作状态中一旦松弛下来，往往会使心理状态失去平衡。另外，不少老年人遇有不称心的事而又不能正确处理，往往也会引起心理上的不平衡。而这些心理不平衡是导致身心疾病的原因之一。

泰戈尔的心理平衡长寿法是值得推荐的一种宣泄方法，其要点包括以下几点。

（1）转移法：泰戈尔最小的儿子在13岁那年因染上霍乱不幸病死，这使得泰戈尔精神受到了沉重的创伤。然而，为了尽快摆脱命运的磨难，恢复正常的写作，他将全部精力暂时投入到他所创办的桑地尼克坦学校的工作中。他精心编写教材，给孩子们写诗、讲课，带领他们游戏。诗人对孩子们倾注了慈父般的爱，他虽然失去了一个儿子，但在学校他找到众多的"儿子"，孩子们的欢笑抚平了泰戈尔的内心伤痛，给予他抗衡和超越不幸的力量。这一年他发表了6个论文集、2个剧本、1部长篇小说。

（2）排遣法：泰戈尔非常爱自己的妻子，她不但纯朴贤惠，而且是他生活和创作的最好助手。在妻子病重期间，他放弃了一切工作，日夜守护在她床前。妻子去世后，他内心非常悲痛。而后这痛彻心脾的悲怆凝成了27首悼亡诗。诗人以写诗排遣悲伤，以悲歌当泣，深沉地表达了对妻子的挚爱和怀念。当他完成这些诗作后，摧心泣血的悲戚缓和了下来。

（3）超脱法：泰戈尔把悲剧看作是生命的欢乐赖以表现自己韵律的一部分。诗人正因为对什么都看得开，才摆脱了生活压在他心头的重负，在猝不及防的打击面前泰然处之。在他临去世前，他只能进食稀粥，当他得知饭量仅是两个月婴儿的食量时，他竟感到十分快活。每次吃饭他都笑着问："现在我成了两个月的婴孩吗？"表现了生死关头诗人谈笑自若的幽默气质和超然风度，并凭着这一超然风度在去世前还口述了两本诗集。

对于许多温柔的女性来说，要勇于承认自己的愤怒是第一步。告诉自己愤怒是正常的，承认并接受愤怒对自身的健康很重要。承认自己的愤怒接下来是不是就可以爆发一通了？等一等，尝试数到10、200、3000，使自己不会"爆发"后又后悔。愤怒会破坏人的理性思考能力，所以最好暂时离开那个令人愤怒的环境，而把情感发泄在其他事情上：如清洁房间、写下难受感觉……当精神松弛下来后，人才能够清晰地思考。有时候，也有可能只是因为遇到压力，想发脾气，适当宣泄可避免拿身边的人做"出气筒"。当感到巨大心理压力和出现悲伤、愤怒、怨恨等情绪时，要勇于在亲人、友人面前倾诉，并获得他们的劝慰和开导，以消解不良情绪。吐了苦水后，那件令人"冒烟"的事也许会变得不那么令人讨厌了。倘若能够得到亲友的一点意见，或许还会发觉自己原来对那件事只是反应过敏或出现了一些误解。

❋ 126. 冠心病患者如何进行情绪障碍治疗

对抑郁状态，采取鼓励、支持、改善认知和集体心理治疗，必要时进行催眠治病；对轻狂性格患者给予必要的限制，少参与竞争性和攻击性事件。警告患者不要急于恢复到原有的竞争性的生活方式；对焦虑状态患者，急性期给予镇静

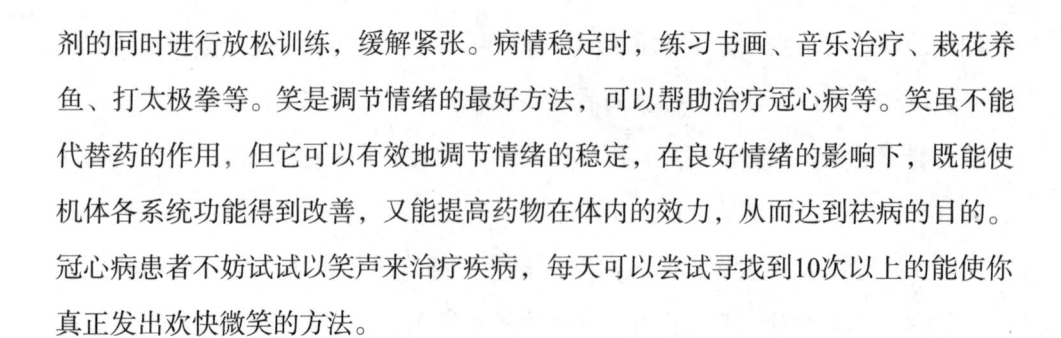

剂的同时进行放松训练，缓解紧张。病情稳定时，练习书画、音乐治疗、栽花养鱼、打太极拳等。笑是调节情绪的最好方法，可以帮助治疗冠心病等。笑虽不能代替药的作用，但它可以有效地调节情绪的稳定，在良好情绪的影响下，既能使机体各系统功能得到改善，又能提高药物在体内的效力，从而达到祛病的目的。冠心病患者不妨试试以笑声来治疗疾病，每天可以尝试寻找到10次以上的能使你真正发出欢快微笑的方法。

127. 冠心病患者如何进行音乐疗法

音乐疗法是使患者处于特定的音乐环境中，通过欣赏音乐，感觉音乐的艺术意境，以养心怡志，宣调气血，进而达到养生治病效应的一种治疗方法。我国古代的医学和音乐都很发达，积累了不少音乐疗法的经验。《黄帝内经·五音五味篇》即有对症配乐的论述。然而，把音乐作为一种医疗手段加以应用和系统研究，则起始于本世纪初。

音乐与人的身心健康有密切的关系，不同的旋律、节奏、音色、音量、调式及歌词内容，对人的情绪、心理和脏腑功能状态，会产生不同的影响，因而不同的音乐具有不同的治疗作用。音乐是一门善于表达感情的艺术。一方面，它能将喜、怒、忧思、悲、恐、惊等各种情感充分表达出来；另一方面，它能以最直接的方式引发人们的情感，从而影响听者的情绪。成功的音乐治疗能通过旋律、节奏、音色等的均衡作用，使患者产生愉快的情绪体验。而愉快的情绪则可促进人体内环境的平衡，通过各种生理反应，达到缓解症状、稳定病情的治疗效果。心境是一种平稳、持续的情绪状态。一个心境良好而稳定的人，会觉得万事如意，兴趣广泛，信心百倍；而心境欠佳的人，则总感到生活枯燥，毫无生机，甚至万念俱灰。而音乐可以其强大感染力，帮助患者形成一个积极良好的心境。这种心境，不仅有助于工作、学习和各种医疗措施的施行，而且可以直接对患者的疾病起治疗作用。人的情绪活动与内分泌系统、自主神经系统及大脑中枢都有密切的关系。音乐可以通过影响情绪建立稳定的心境，对神经和内分泌系统产生良好的调节作用。日本学者青山茂雄认为，如果一个人情绪稳定，心境良好，思维积极，则他的大脑皮质会分泌一种类似吗啡的激素，这种激素可明显减轻症状，协调内脏器官的生理活动，极利于患者的康复。音乐可以通过音响的作用直接影响人体的生理功能。人体的神经和感觉器官都有一定的振动频率和生理节奏，因此能够与相同节奏和频率的音响产生共鸣。音乐透入人体后，可激发潜能，增加能量，达到一定的生理效应。

由于音乐有利于消除精神紧张和烦躁不安感，因而对心血管系统有良好的调节作用。音乐可以促使血管舒张，紧张度降低，从而使血压下降，心脑血管的血液供应得到改善。因此，音乐疗法对冠心病的治疗有一定的作用。治疗冠心病可选用平稳、安静及抒情、优美的音乐。平稳、柔美的音乐，能调节心律和呼吸，消除精神紧张，起到松弛、镇静和催眠的作用，对心律失常的冠心病患者尤为适宜。这类乐曲如贝多芬的《月光奏鸣曲》（第一乐章）、舒伯特的《摇篮曲》《圣母颂》、孟德尔松的《夜曲》、舒曼的《梦幻曲》、奥芬巴赫的《船歌》、马斯内的《沉思》、我国古曲《关山月》《春江花月夜》、广东音乐《小桃红》、二胡曲《二泉映月》、黄自的《玫瑰三愿》、任光的《彩云追月》及歌曲《牧歌》《教我如何不想他》《二月里来》《伴个月亮爬上来》《送别》《我的祖国》《月亮之歌》《渴望》等。

抒情类音乐可减轻患者的精神紧张，防止血压升高。因此对伴有高血压病的患者有良好效果。这类乐曲如阿里亚比叶夫的《夜莺》、舒伯特的《菩提树》、孟德尔松的《春之歌》、德沃夏克的《母亲教我的歌》、卡普阿的《我的太阳》、古曲《渔舟唱晚》、民间乐曲《寒鸦戏水》、广东音乐《平湖秋月》《雨打芭蕉》、刘铁山的《谣族舞曲》、董洪德的《凤凰展翅》、江先渭的《姑苏行》及歌曲《赞歌》《南泥湾》《谁不说俺家乡好》《情深谊长》《茉莉花》《妈妈教我一支歌》等。

欢快、激情的音乐能使情绪兴奋，痛阈升高，对疼痛有良好的抑制作用，可试用于对冠心病胸疼的治疗，但由于这类音乐能加速血液循环，增加心脏负担，提高心肌耗氧量，因此需谨慎选用。可在病情稳定期逐渐增加这类音乐的感受量，以提高抵抗力和耐受性。这类音乐如贝多芬的《月光奏鸣曲》（第三乐章）、舒伯特的《军队进行曲》、李斯特的《匈牙利狂想曲》第二号、比才的《卡门》序曲、聂耳的《金蛇狂舞》、贺渌汀的《晚会》、车向前的《满江红》、刘天华的《光明行》及歌曲《保卫黄河》《长江之歌》《我们走在大路上》《祖国颂》《我爱你，中国》等。

音乐治疗的方式有主动表达式和被动感受式两种。主动表达式是让患者亲自从事弹奏、歌唱等音乐活动来抒发内心情感，调节脏腑功能。适用于冠心病的稳定期，临床表现不显著。被动感受式是让患者倾听、欣赏音乐，领悟音乐的艺术意境，通过音乐的旋律、节奏、声调、音色等调节心理、生理功能。可作为冠心病临床各期的辅助治疗。不同的旋律具有不同的心理生理效应，应根据病情灵活选用。国内外的音乐作品又可分为古典音乐、现代音乐和流行音乐3类，可根据患者的兴趣爱好及水平进行选择。在1个疗程内，乐曲应在同类范围内适当调整，以免使患者感觉单调乏味而影响疗效。进行音乐治疗应选择合适的环境，如安静、无干扰等，最好进行合理的布置，使整个环境整洁、质朴，尽量与乐曲的意境相和谐。这样有利于患者全身心投入乐曲欣赏之中，从而提高治疗效果。音量过大会产生一定的副作用，影响治疗效果。因此应适当控制音量，一般40~60分贝即可。

六、防治冠心病的西医妙招

✻ 128. 如何控制冠心病的病情

一项历时3年、涉及全国11个省市的流行病学调查表明，导致心血管疾病的高血压、高胆固醇血症、吸烟、高血糖、肥胖等危险因素在我国各地人群中普遍存在，个体同时存在几种危险因素也相当普遍。该调查结果是通过对35～64岁的近3万人群进行观察后得出的，同时具有两种以上危险因素的人占37％。心血管发病率有两个显著特点：北方高于南方，男性高于女性；同一人群脑卒中发病率明显高于冠心病发病率。男性血压水平与心血管病发病率成正比最为显著。胆固醇水平与男性冠心病及男、女脑卒中发病无显著关系。调查还发现，不同危险因素发生在同一个体所产生的致病作用不是单一因素的简单相加，而呈发病危险的几何位数增加。值得注意的是，危险因素水平不高的"正常"人群占总人群的70％～80％，但这部分人群中心血管病发病者也达到45％～55％，提示"正常"人群并不等于没有危险。因此，冠心病的预防显得尤为重要。

控制冠心病的关键在于预防。世界卫生组织认为："除非大力加强社区人群防治，否则，人类将无法控制心血管病这个世界瘟疫的蔓延。"虽然冠心病是中老年人的常见病和多发病，但其动脉粥样硬化的病理基础却始发于少儿期，这其间的几十年为预防工作提供了极为宝贵的机会。因此，必须大力加强一级预防，防止冠状动脉粥样硬化的发生，消灭冠心病于萌芽状态；重视二级预防，提高全社区冠心病的早期检出率，加强治疗，防止病变发展并争取其逆转。此外，还要及时控制并发症，提高患者的生存质量，延长患者寿命。

129. 治疗冠心病常用的药物有哪些

（1）硝酸酯类药物：其作用机制是通过扩张静脉及外周动脉血管及冠状动脉，从而降低心肌氧耗量，增加心脏侧支循环血流，使心绞痛得到缓解。另外，它还有降低血小板黏附等作用。本类药物主要有硝酸甘油、硝酸异山梨酯（消心痛）、5-单硝酸异山梨酯、长效硝酸甘油制剂（硝酸甘油油膏或橡皮膏贴片）等。硝酸酯类药物是稳定型心绞痛患者的常规一线用药。心绞痛发作时可以舌下含服硝酸甘油或使用硝酸甘油气雾剂。对于急性心肌梗死及不稳定型心绞痛患者，先静脉给药，病情稳定、症状改善后改为口服或皮肤贴剂，疼痛症状完全消失后可以停药。硝酸酯类药物持续使用可发生耐受性，有效性下降，最好间隔8～12小时服药，以减少耐受性。

（2）抗血栓药物：血液中的凝血酶和血小板的作用是血栓形成中相互促进的两个主要环节，因此抗栓治疗主要针对两个环节，分别称为抗凝治疗和抗血小板治疗。抗血小板药物主要有阿司匹林、氯吡格雷（波立维）、阿昔单抗、前列环素、前列腺素E1等，主要用于稳定型和不稳定型心绞痛，可以抑制血小板聚集，避免血栓形成而堵塞血管。阿司匹林为首选药物，维持量为每天50～100mg顿服。阿司匹林的副作用是对胃肠道的刺激，因此需晚餐后立即服下，胃溃疡患者要慎用。冠心病患者应坚持长期服用。介入治疗术后应坚持每日口服氯吡格雷75mg，至少半年。抗凝药物包括普通肝素、低分子肝素、磺达肝癸钠、比伐卢定等。通常用于不稳定型心绞痛和心肌梗死的急性期，以及介入治疗术中。

（3）纤溶药物：溶血栓药主要有链激酶、尿激酶、组织型纤溶酶原激活剂等，可溶解冠脉闭塞处已形成的血栓，开通血管，恢复血流，用于急性心肌梗死发作时。

（4）β-受体阻滞药：由于β-受体阻滞药能减慢心率，降低血压，降低心肌收缩力，从而降低患者的氧耗量，减少因用力、激动引起的症状性及无症状性心肌缺血的发作，提高患者运动耐量。同时β-受体阻滞药具有抑制交感神经过度活动的作用，减少由此引发的严重的甚至致命的心律失常。在无明显禁忌时，β-受体阻滞药是稳定型心绞痛患者的一线用药。对不稳定型心绞痛的患者，可以降低急性心肌梗死的发生率，是非抗血小板治疗的首选药物，与硝酸酯类药物合用效果更佳。急性心肌梗死患者使用可以降低病死率，也是心肌梗死后及介入治疗后应长期坚持服用的药物。常用药物有美托洛尔（50~100mg/d）、阿替洛尔（25~50mg/d）、比索洛尔（康可）（2.5~5mg/d）和兼有α-受体阻滞作用的卡维地洛（6.125~12.5mg/d）、阿罗洛尔（阿尔马尔）（10mg/d）等。上述药物可选用其中一种。

（5）钙拮抗药：其作用为抑制或减少冠状动脉血管痉挛，抑制心肌收缩，扩张外周阻力血管及冠状动脉，降低心肌氧耗量及增加冠脉血流量，某些钙拮抗药还能减慢心率。一般耐受好，能增加患者耐力及缓解症状，可用于稳定型心绞痛的治疗和冠脉痉挛引起的心绞痛。一般认为它们与β-受体阻滞药具有相同的效果，特别适用于某些有β-受体阻滞药禁忌的情况，如哮喘、慢性气管炎及外周血管疾病等。常用药物有维拉帕米（40mg，每日2次）、硝苯地平（10mg，每日3次）、硝苯地平控释剂（拜新同）（每日30mg）、缓释剂（络活喜）（每日5mg）、地尔硫卓（硫氮卓酮、合心爽）（30mg，每日3次）等。

（6）血管紧张素转换酶抑制药/醛固酮受体拮抗药：此类药物具有心血管保护作用，能够减轻冠状动脉内皮损伤，具有抗炎作用，促进血管扩张、抗血栓、抗凝集等效用。对于急性心肌梗死或近期发生心肌梗死合并心功能不全的患者，尤其是那些使用β-受体阻滞药和硝酸甘油不能控制缺血症状的高血压患者，应当使用此类药物。常用药物有依那普利（10mg/d）、贝那普利（10mg/d）、雷米普利（2.5~5mg/d）、福辛普利（10mg/d）等。但用药过程中要注意防止血压偏低。如出现明显的干咳副作用，可改用醛固酮受体拮抗药（沙坦类）。

（7）调脂治疗：调脂治疗是指对高密度脂蛋白、胆固醇、三酰甘油这三个指标进行调节，以提高高密度脂蛋白，降低胆固醇和三酰甘油，从而稳定冠状动脉病变处脂质斑块，防止其破裂及斑块继续增大，甚至使脂质斑块消减。因此，适用于所有冠心病患者。冠心病患者应当改变不良的生活习惯，戒烟，低脂饮食，减轻体重，适当运动，常规测血胆固醇水平。对伴有高脂血症的患者，在改变生活习惯基础上给予调脂治疗。目前提倡用他汀类药物，常用药物有洛伐他汀（20mg/d）、普伐他汀（10mg/d）、辛伐他汀（20mg/d）、氟伐他汀（20mg/d）、阿托伐他汀（10mg/d）、吉非贝齐、烟酸等。研究表明，他汀类药物可以降低病死率及发病率。

（8）其他：对高血压、糖尿病等相关疾病进行积极药物治疗。

130. 冠心病发作时如何急救

（1）心绞痛是冠状动脉供血不足及心肌耗氧量的增加，心肌急剧的、暂时的缺血和缺氧所引起的胸痛。心绞痛来势凶险，发作突然，很少有先兆。一般多与患者的情绪激动、劳累、兴奋、发怒、惊恐、受寒，以及外出步行、爬山、上楼、骑车、饱餐等有关。其疼痛部位多在前胸部，即以左侧腋前线、胸部上缘至上腹部为界的区域内，或在胸骨上部和中部。疼痛常放射到一侧或两侧上肢内侧面，少数患者也可放射到下颌或口腔、牙齿等部位，但绝大多数不向腹中部放射。疼痛一般多于清晨或下半夜发作，每次持续3~5分钟，偶有持续15分钟之久，很少超过30分钟；大多数患者呈压榨性、紧缩性、阻塞性或窒息性疼痛，有时伴有濒死样恐惧感。舌下含服硝酸甘油片后可迅速缓解疼痛。如果发作已缓解还需平卧1小时才可下床。

（2）如果患者病情险恶，胸痛不解，而且出现面色苍白、大汗淋漓，这可能不是一般的心绞痛发作，可能是发生心肌梗死了。此时就要将亚硝酸异戊酯用手帕包好，将其折断，移近鼻部2.5cm左右，吸入气体。如果患者情绪紧张，可给1片地西泮口服。另外要立即和急救中心联系，切不可随意搬动患者，如果距医院较近可用担架或床板将其抬去。

（3）如果患者在心绞痛时又有心动过速出现，可在含服硝酸甘油的基础上加服1~2片乳酸心可定片。

当冠心病心绞痛发作或心肌梗死时，一定要让患者平卧，不要随意搬动，不要急于就诊，更不能勉强扶患者去医院。可在家中按上述方法首先抢救，如果是心绞痛发作，经过处理可缓解。如果是心肌梗死则不缓解，须立即向急救中心求助。

131. 冠心病患者如何正确使用保健药盒

心绞痛是冠心病急性发作时最常见、最危险的症状，若不及时救治，会给患者带来生命危险。因此，冠心病患者应随身携带保健药盒，并懂得正确使用，以防不测。

硝酸甘油片：心绞痛发作时，应立即停止活动，坐下或躺下休息，取出硝酸甘油片1片（每片0.3~0.5mg）嚼碎后舌下含服，1~2分钟后心绞痛即可缓解，药效可维持30分钟。此药能松弛血管平滑肌，使周围血管扩张、回心血量减少，从而减轻了心脏的负担，也可促进侧支循环。如果5分钟后疼痛仍无缓解，可再含服1片。如数分钟后仍不见效，则应速请医生诊治或拨打"120"急救电话。硝酸甘油片不宜久贮，因其会由于受热、受潮或受光而变质，故患者应定期到医院领药。

亚硝酸异戊脂：即急救盒内2支细小的玻璃瓶，每支0.2g。亚硝酸异戊脂是冠心病急救药，在心绞痛持续发作情况下出现心慌、出汗、气短等心肌梗死征兆时，可应急使用。此药具有强烈挥发性芳香气味、经神经刺激改变循环系统，使周围血管扩张，减轻心脏负担，同时使血流重新分布，可增加冠状动脉供血，改善心肌缺氧状况。使用时将亚硝酸异戊脂药瓶塞在手帕中捏碎后放在鼻前吸入，半分钟即可奏效。此药绝不可同时使用2支。因为过急过量吸入，会使人体血管急剧扩张，血压迅速下降，从而导致低血压性休克，甚至造成猝死。

硝苯地平（心痛定）：不仅可治疗和预防心绞痛发作，而且具有抗心律失常作用。此药抗心绞痛的作用机制是通过抑制交感神经，使冠状动脉持续扩张，增加心脏血流量、减缓心率、降低血压、减弱心肌收缩力、减少心肌耗氧量等，从而使心绞痛得以缓解。用法是每次1～2片，每日3次，症状减轻后改为1片。

地西泮：在心绞痛发作时，如患者出现精神紧张、焦虑不安、失眠等情况可服用安定片，每日3次，每次1～2片，可以缓解症状，稳定情绪。

潘生丁：能扩张冠状动脉，增加冠状动脉血流量，增加心肌供氧量，并能抑制血小板聚集，防止血栓形成。每日3次，每次25～30mg。

服用上述的药物主要是为了急救，而后应速去医院继续诊治。各地生产的急救药盒，其内装药品种类也不尽相同，应按说明书或以医生嘱咐为准。急救盒里的药，应注意失效期，更要及时更换、补充，硝酸甘油片一般每年更换1次，从而达到"有求必应"。

❋ 132. 冠心病患者如何长期服药

心绞痛是由于冠状动脉粥样硬化引起冠状动脉供血不足，心肌急剧的、暂时的缺血与缺氧所引起的临床综合征，常在劳累、情绪激动、饱食、受寒、阴冷天气等情况下发作。心绞痛的治疗原则是改善冠状动脉的供血和减轻心肌耗氧，同时治疗动脉粥样硬化。首先应尽量避免各种诱发因素，如进食不应过饱，不应吸烟，避免大便干燥，避免情绪波动，保持适当的体力活动，减轻精神负担等。另外要坚持长期服药控制病情，具体服药方法如下。

（1）硝酸酯类制剂：可扩张冠状动脉，增加血流量。此类药分长效、短效两类。短效的有硝酸甘油、硝苯地平等，可于发作时舌下含服。长效的主要用于长期服用，如丽珠欣乐、单硝酸异山梨酯（鲁南欣康）等。

（2）β-受体阻滞药：以美托洛尔（倍他乐克）为代表，对预防冠心病再次梗死有良好作用，可缓解心绞痛发作，但对心功能不全、支气管哮喘及心动过缓者不能使用。使用这类药物时应注意开始时逐渐加量，停用时逐渐减量，要随时监测心率的快慢，对劳力型心绞痛患者（劳累后发作）掌握心率不要低于55次/分。心率较慢（55～60次/分）和血压较低（90/60mmHg）者，晚间服药时间不要太晚，晚饭后半小时服用较好。有胃溃疡的人不要在饭前服用。

（3）小剂量阿司匹林：可防止血栓形成，但有出血性疾病及出血倾向的人禁用。

（4）他汀类降脂药：主要降低血中胆固醇，延缓动脉粥样硬化的进展，稳定斑块，如辛伐他汀（舒降之）等。

此外，如果发作时心电图ST段抬高或有其他证据提示发作主要是由冠状动脉痉挛引起的，宜采用合心爽等钙通道阻滞药代替β-受体阻滞药。

133. 冠心病患者用药有何禁忌

冠心病患者在用药时，有如下禁忌。

（1）心绞痛发作时忌站立含药：患者心绞痛发作时，应立即在舌下含服1片硝酸甘油，或嚼碎后含在舌下，含药时不能站立，以免突然晕厥而摔倒，宜坐靠在宽大的椅子或凳子上。

（2）伴有低血压、心动过缓、肺源性心脏病、慢性支气管炎、心功能不全、哮喘的冠心病患者，忌用或禁用普萘洛尔（心得安）。因为普萘洛尔（心得安）兼有降血压和抗心律失常的作用，只适合伴有高血压或心动过速的冠心病患者。

（3）长期服用心得安的冠心病患者，不可骤停服药，否则会引起"反跳"，加剧心绞痛甚至发生心肌梗死。

（4）心动过速者忌用心宝，心动过缓者忌服活心丸。

（5）伴有肝病的冠心病患者，忌用普萘洛尔（心得安）、阿普洛尔（心得舒）、氧烯洛尔（心得平）、噻吗洛尔（噻吗心安）等。

（6）忌自作主张随意联合用药：临床发现，普萘洛尔（心得安）合并维拉帕米（异搏定），可发生心动过缓、低血压、心力衰竭、严重者甚至心搏骤停。而洋地黄和维拉帕米（异搏定）合用，则可发生猝死。

（7）忌自作主张随意加减药量：有些患者治病心切，擅自加量，结果反而"欲速则不达"。如硝酸甘油是缓解心绞痛的速效药，而有的患者因一次含服不见效，就在短时间内连续服好几片甚至10多片，结果不仅疗效不佳，反而加剧疼痛。任意加大硝酸甘油的用量不仅产生耐受性，而且还直接造成冠状动脉痉挛。

（8）此外，伴有青光眼的患者，应慎用或忌用硝酸甘油。

134. 硝酸酯类药物有哪些

这类药有多种剂型：可舌下含服、口服、喷雾、贴剂或静脉用药。

硝酸酯类药物的主要作用机制是扩张静脉和适当扩张中等动脉，使心脏的前负荷和后负荷减轻。扩张冠状动脉（包括狭窄处血管），同时扩张侧支血管，增加缺血区心肌的血流供应。因此，硝酸酯类药物可减轻心脏的做功和心肌耗氧量，改善心肌供血，缓解心绞痛和心力衰竭症状。

（1）硝酸甘油：治疗心绞痛急性发作最常用的药物是硝酸甘油。通常以舌下含服或舌下喷雾给药，起效快。硝酸甘油也可用于预防心绞痛的发作。因为许多患者知道能诱发其心绞痛发作的活动量，因此，活动前2~5分钟通过舌下含服硝酸甘油可防止症状的发生。临床上也使用硝酸甘油软膏抗心绞痛，长期治疗一般采用12小时用药、12小时不用药的空白期治疗方案。因为研究显示，硝酸甘油透皮贴剂虽然24小时血药浓度稳定，但是持续给药其部分治疗效果丧失，即对药物产生了耐受性。通过采用12小时贴敷和12小时间歇期的给药方式，可防止或减轻耐受性的发生。另外，在急性心力衰竭的治疗中硝酸甘油可在3~5分钟内扩张静脉，降低前负荷，紧急使用硝酸甘油效果非常好。使用硝酸甘油时需注意：硝酸甘油含片一旦暴露于空气中会很快被降解，因此，应每3个月更换1次。而硝酸甘油喷剂至少在3年内可保持稳定。

（2）硝苯地平（消心痛）：硝苯地平也可用于舌下含服治疗心绞痛的急性

发作，但是起效比硝酸甘油制剂迟。同样，舌下含服硝苯地平可用来预防心绞痛的发作，由于半衰期长，该药有效预防硝苯地平发作可达1小时。但是由于硝苯地平肝首关效应，其口服的生物利用度低，需加大用药量，并且血药浓度波动不稳定，因此在住院期间有时可采用静脉用药。当短期给药时，消心痛可有效地治疗硝苯地平。但是如果不间断地长期用药，可产生耐受性。

（3）单硝酸异山梨酯：单硝酸异山梨酯（5-单硝酸异山梨酯）并不经过肝脏的首关代谢，生物利用度达100%，因此口服用药的效果非常好。目前临床常用的这类药物如长效异乐定、德脉宁、鲁南欣康等多为缓释制剂，即药物缓慢平稳释放，血药浓度平稳，每日只需服药1次，患者易于接受，依从性好。这类缓释制剂的硝酸酯类药物有一个治疗的空白期，每天为8~12小时，有利于预防药物耐受性的产生。由于硝酸酯类药物一般与其他抗心绞痛药如β-阻滞药和钙拮抗药等联合使用，因此可在硝酸酯类药物空白期时用其他抗心绞痛药物覆盖。

硝酸酯类药物的常见不良反应有头痛、脸红和低血压。有些患者可在用药后1~2周内逐渐适应。也可采用小剂量开始，逐渐增大用药量的方法解决。老年患者首次用药时可平卧一会儿。

135. 哪些人需服阿司匹林

研究表明，阿司匹林具有抑制血小板聚集的作用，从而可防止血栓形成，减少心脑血管事件的发生。什么情况下需服阿司匹林进行预防是有规律可循的。2002年美国首先发布了阿司匹林一级预防指南，推荐评估10年内冠心病风险≥60%的人群，则需长期服用阿司匹林。

迄今公认的易导致心血管疾病发生的"危险因素"包括高血压、糖尿病、血脂异常、肥胖、冠心病家族史。患者可根据以上所列冠心病危险因素来判断自己是否需要服药预防。

男性：①年龄>40岁，伴有2项以上危险因素。②年龄>50岁，伴有1项或以上危险因素。

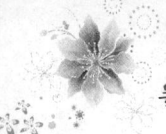

女性：①年龄＞50岁，伴有两项或以上危险因素。②年龄＞60岁，伴有一项危险因素。

除以上人群需将阿司匹林作为有效降低心血管事件发生的重要措施外，患有心房颤动及明确有颈动脉狭窄的患者，也应将口服阿司匹林作为辅助治疗的内容。肠溶阿司匹林的常用剂量为75～100mg，每日1次，可以减少副作用的发生。

我国心肌梗死住院患者规范应用阿司匹林的比率逐年增高，许多医院可达80%～90%，但出院后长期应用的比率则明显下降，甚至不足50%。阿司匹林用于一级预防的比例更低，我国具有心脑血管病危险因素的人群高达数亿，而规范应用阿司匹林者不足1/10。因此，百年老药阿司匹林的推广应用仍然任重道远，需要全体医务人员继续努力。

136. 老年人为什么要合理应用洋地黄

老年人心力衰竭的基本治疗原则与一般心脏病患者相似，即注意足够休息，保持安静，吸氧，适当限钠，应用强心、利尿和扩血管药。近年来的进展是β-受体阻滞药和血管紧张素转换酶抑制药的应用，它们已被作为治疗心力衰竭的主要药物。由于洋地黄不能提高心力衰竭患者的生存率，但它能改善临床症状，提高生活质量，仍然可作为治疗心衰的基本药物，只是在使用过程中必须做到科学合理，如下几点应予以了解和重视。

老年人由于肾小球滤过功能降低，致使洋地黄经肾的清除率降低，半衰期延长，因此，应用剂量要比常规量小，且需结合肾功能状态调整剂量。如果肾功能基本接近正常，首次给予饱和量的1/2～2/3，以后给予最小剂量维持。如地高辛首剂为0.5mg，第2日起每日给予0.125mg，约需1周达负荷量。

一般不主张对老年心力衰竭患者长期使用洋地黄维持治疗，心力衰竭纠正后就需减量并停药。当然，洋地黄的使用也要注意个体化问题。临床上有部分患者确需长期用药，对此，应选择安全性及耐受性良好的地高辛，用法每日

0.125mg，并根据条件做好血清地高辛浓度测定。

近年来强调联合用药治疗心力衰竭，主要是洋地黄与利尿药及某种ACEI或β-受体阻滞药联用。联合用药可促进心力衰竭症状改善，减少洋地黄用量及时间，并有利于撤停洋地黄药物后不至于引起心衰症状复发。

洋地黄用于舒张功能不全性心力衰竭时弊多利少。这是由于舒张功能不全心衰常无心肌收缩力的明显减弱，洋地黄是正性肌力作用药物，难以对舒张功能不全心衰发挥作用。相反，洋地黄的增强心肌收缩作用反可使心肌舒张功能障碍进一步加重，并由于增加心肌耗氧和耗能，加重心肌缺血。因此，舒张功能不全心衰患者要避免应用洋地黄，尤其是肥厚型心肌病更要慎用。

老年人对洋地黄的耐受性差，使治疗量更加接近中毒量，较青年患者更易发生中毒反应，为此，在应用洋地黄时要提高警惕。肾功能减退、心肌钾和镁的耗竭等，增加了心肌对洋地黄的敏感性，也是导致老年人好发洋地黄中毒的原因。另外，老年人饮食含钾量低，机体时常处于低钾状态，加上排钾利尿药的应用，加重低钾状态，同时也促进镁的丢失，更易引起洋地黄中毒。一旦出现中毒反应，应立即停药并补钾，一般主张口服补钾，静脉补钾则应严格掌握指征。

❋137. 为什么冠心病患者不能忘服降脂药

冠心病的基本病变为动脉粥样硬化，冠脉内有斑块形成，导致管腔狭窄，其形成因素与血液中脂质的增高有着密切的关系。为此，近些年来，人们普遍关注血脂的变化，许多冠心病患者愿意接受降脂（实为调脂）治疗。但是，血脂检查正常的冠心病患者是否也需要用降脂药治疗，一直受到人们的质疑，也常常不被患者所重视。

明确诊断为冠心病者（通过症状、心电图及冠状动脉造影等检查技术），特别是有频繁发作胸痛（不稳定型心绞痛）现象的患者，即便血脂化验结果在正常范围内，也应在采取控制饮食、减轻体重、适当活动的基础上，配合降脂药物治疗，这对稳定病情、防止冠脉综合征（不稳定型心绞痛、急性心肌梗死与冠脉猝死等）的发生会带来许多益处。

　　研究发现，通过他汀类药物（目前常用的降脂药物）在临床上的广泛应用，发现冠心病患者从中得到的益处不仅来自该类药的降脂作用，而且还来自它的其他特殊作用。其中包括：①稳定冠状动脉壁斑块的作用。这种效应是通过两个主要方面达到的，一是降低斑块中的炎症细胞活性，二是稳定斑块表面的"纤维帽"。其综合结果，均是防止斑块破裂、血栓形成导致冠脉堵塞。②具有诱导平滑肌细胞死亡的作用，而平滑肌细胞的增生和移行则是动脉斑块形成的重要过程。因此，降脂药物可以减少斑块的形成。③使血小板生成的血栓减少，并阻止血小板的聚集，而血小板的上述作用在冠脉血栓引起的心脏意外事件中起主导作用。自从应用他汀类调脂药以来，冠心病的发病率和病死率都有明显的下降。

　　可见，冠心病患者适当选用降脂药物治疗是冠心病的二级预防，即防止冠心病意外事件发生。有关专家认为，需要用调脂药的主要有三类患者，一是不稳定型心绞痛和心肌梗死患者；二是需要做冠状动脉介入治疗者；三是患冠心病需要做旁路移植手术的患者。上述患者中只要低密度脂蛋白胆固醇（LDL-C）超过我国《血脂防治建议》的水平，原则上都应当以降LDL-C作为首要目标。尤其是冠心病二级预防的对象，是从他汀类调脂药物得益最为显著人群。一般情况下，应单独用一种调脂药物来降低LDL-C，尽可能不联用调脂药物。少数患者单用一种他汀类药物已达最大剂量仍难以降低LDL-C时，方可考虑他汀类和贝特类联用，或者他汀类与胆酸制剂联用。

　　总之，冠心病患者血脂正常也要服用调脂药。不过，调脂药是处方药，必须在专科医生指导下用药，并定期监测不良反应，以调整药物及其剂量。每位患者都要有个体化的治疗方案，应由经治医生根据患者是否同时存在其他疾病或特殊情况，对药物的敏感度和药物副作用的影响等，"量身定制"出用药方案。

138. 家庭使用强心药要注意什么

强心药具有增强心肌收缩力、增加心脏排出量的作用,是治疗各种慢性心力衰竭及某些心脏手术后的常用药物。

强心药具有排泄缓慢、容易蓄积、治疗剂量与中毒剂量非常接近的特点,以及体质差异等多种因素,在临床上容易出现强心剂中毒,甚者还会导致生命危险,因此,患者在使用强心药时,应遵从医嘱办事,尤其是在家庭用药时,应注意以下几个方面。

(1)正确选择药物:各种强心药,虽然作用性质基本相似,但它们的作用强度、快慢及维持时间却大有差异。如洋地黄是一种慢效强心药,口服后发挥治疗作用的时间比较缓慢,但在体内的代谢及排泄也较缓慢,因此,其作用持续的时间比较长,一般用于需要长期服用强心药的慢性心力衰竭患者。

(2)地高辛是一种中速强心药,口服后开始起效的时间比洋地黄快,但进入体内后排泄的时间也比较快,蓄积性较小,作用维持时间也短,一般比较安全,适用于急性心力衰竭已得到控制,但还需要口服维持量药物的患者。

(3)西地兰是一种快速强心药,用药后发挥强心作用的速度比较快,在体内的代谢及排泄也快,蓄积性小,作用持续时间也短。这种药物常采用静脉注射,适用于危重的急症患者,在短时期内可以反复、多次使用,但不宜在家庭中进行。

(4)严格掌握用药剂量及时间:强心药应按照医师的嘱咐使用,患者家属不能随意为患者增加或减少剂量,也不能将一天的药物一次性服用,也不能漏服,因此,一定要按规定时间、规定剂量服用。在服用强心药时,还应注意补充氯化钾,这种药物虽然与心力衰竭没有直接关系,但它对防止强心药中毒有一定的作用。

139. 硝酸甘油也会引发心绞痛吗

硝酸甘油是治疗心绞痛的特效药、常用药，但使用不当非但不能制止心绞痛发作，还会引发心绞痛。硝酸甘油能有效制止心绞痛发作，起效快。舌下含化易被口腔黏膜吸收，可避免肝首关效应的影响。舌下含服的生物利用度为80%，而口服仅为8%，因此，只能含服不能口服（吞下）。含服1~2分钟起效，可维持20~30分钟。硝酸甘油主要是通过扩张全身小动脉、小静脉，使外周阻力和血压下降，从而减轻心脏前后负荷、降低心肌耗氧量而发挥抗心绞痛效应的。

但是，硝酸甘油如果使用不当，就会引起相反的效果，对此我们应有足够的警惕。首先，用量过大时可使血压及冠状动脉灌注压过度降低，引发交感神经兴奋、心率加快、心肌收缩力增强，反而增加了心肌的耗氧量，就会诱发或加剧心绞痛发作。因此宜从小剂量（0.3mg）开始，尽量采取坐卧位含药。

为了增强疗效，减少不良反应，主张硝酸甘油与普萘洛尔（心得安）合用。由于两药通过不同作用方式降低心肌耗氧量，因此获得协同效应。同时可取长补短，如普萘洛尔可以消除硝酸甘油引起的反射性心率加速作用，硝酸甘油则能缩小普萘洛尔所增加的心室容积。通常以普萘洛尔（10~40mg/g）与硝酸异山梨酯（消心痛，每次5mg）合用，每日3次。前者饭前服，后者饭后舌下含服或口服，这样起效时间配合较好。但合用时也要注意剂量不能过大，否则血压下降，使冠脉血流量显著减少，对心绞痛患者是不利的。5-硝酸异山梨酯（异乐定）是一种较长效的制剂，疗效较好，每天可用药1~2次，剂量为20~50mg，可预防心绞痛和心绞痛缓解期的治疗。

此外，长期或大量使用硝酸甘油后骤然减量或停药可引起血流动力学的"反跳"现象，诱发心肌缺血而致心绞痛、急性心肌梗死和猝死。发生的原因可能是血管平滑肌对硝酸甘油产生了耐受性，使其不能有效扩张血管和解除痉挛，而冠脉持续狭窄或痉挛又可加重心绞痛。

六、防治冠心病的西医妙招

140. 季节交替时冠心病患者要提前输液吗

天气渐凉时，一些做过心脏介入手术的患者比较紧张，有的专门到医院"未雨绸缪"地输一些抗凝血药物，以减少再发生血管狭窄的机会。但这种做法没什么依据，严格按照医嘱服药才是正确的防病方法。

对于已经加过支架的患者来说，在秋冬季提前输液防止血管再狭窄是没有理论依据的。因为冠心病的患者有很多种，这种疾病的急性发作在一定程度上会受季节因素的影响，比如气温变化引起血管压力发生变化，造成一些已有的斑块破裂。但是加过支架的患者出现再狭窄和血管出现阻塞等现象是不分季节的，因此按季节的变化提前输液做预防没有什么必要。

做过支架的患者更需要严格按照医生的要求坚持吃药，除了抗血小板凝结的药物外，降血脂的药物也应该在医生指导下按时服用，有的患者加的是带药物的支架，需要服用配合支架的药物。另外，如果患者还有高血压和糖尿病，还要坚持吃治疗这些疾病的药物。

目前，利用冠状动脉造影给阻塞血管放入支架的微创介入手术取得了很大进展，使用支架后血管出现再狭窄、再阻塞的概率随着含抗再狭窄药物支架的发明也正在逐渐得到控制。但是，从现在的医疗水平来看，做过支架手术的患者总有大约20%的人仍然会发生再狭窄，这是目前没法解决的问题。所以，患者更应该注意严格按照医嘱服用医生开出的所有药物，不能偷懒或抱有侥幸心理。

另外，无论加入多么好的支架，养成健康的生活习惯对冠心病患者和已经加过支架的患者来说都是最重要的。饮食清淡、禁烟限酒、平衡情绪、适当减肥都是他们应该遵循的生活习惯。加过支架的患者尤其要限制胆固醇的摄入量，每天摄入的量应该在300mg以下。多吃蔬菜、水果、有鳞的深海鱼类。无鳞鱼胆固醇含量非常高，像白鳝、带鱼最好不要吃。鹌鹑蛋、除肚之外的动物内脏、鸡蛋的蛋黄等食物胆固醇含量也很高，对于冠心病患者和接受支架手术的患者一定要少吃。瘦猪肉和牛肉胆固醇含量较低，可以吃一些，但吃大肥肉是不好的。

对于冠心病患者和接受过支架手术的人来说，运动最好根据自己心脏的承受

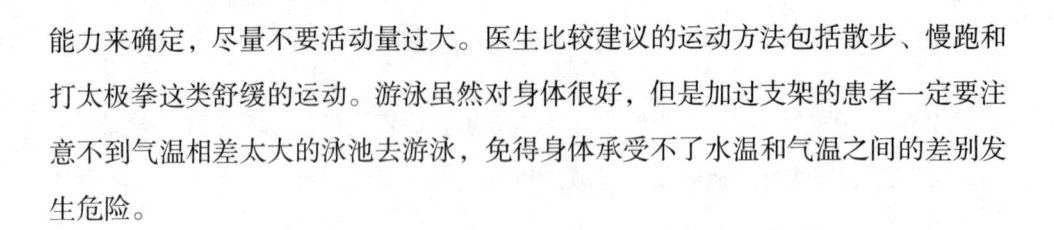

能力来确定，尽量不要活动量过大。医生比较建议的运动方法包括散步、慢跑和打太极拳这类舒缓的运动。游泳虽然对身体很好，但是加过支架的患者一定要注意不到气温相差太大的泳池去游泳，免得身体承受不了水温和气温之间的差别发生危险。

141. 冠心病如何采用介入疗法

冠心病介入治疗始于1977年，目前已成为冠心病的重要治疗手段。继1984年我国成功完成第1例经皮冠状动脉介入治疗（PCI）后，我国冠心病介入治疗技术迅速发展。

介入治疗是介于内科和外科之间的一种新的治疗方法，它是在电视屏幕图像的引导下，利用一些特殊材料制成的导丝、导管、球囊、支架等器材，经动脉血管、静脉血管、食管等人体腔道或在人体上扎一针建立通道，进入病变部位，对疾病进行诊断与治疗。心脏病介入疗法是指在X线透视下，通过导管等特殊器材进入人体心脏和大血管、肾血管、脑血管内对心脏病及外周疾病进行诊断或治疗的一种"非外科"手术方法。该疗法不用开刀，只对病变进行治疗，创伤小，见效快，时间短，副作用小，对某些疾病可以进行重复治疗。介入疗法对治疗先天性心脏病效果显著。介入治疗的适宜年龄在3~60岁，70岁以上属于高危患者，介入伞堵很少见。介入治疗适用于：①单支冠脉严重狭窄，有心肌缺血的客观依据，病变血管供血面积较大者；②多支冠脉病变，但病变较局限；③近期内完全闭塞的血管，血管供应区内有存活心肌，远端可见侧支循环者；④左心室功能严重减退（EF<30%者）；⑤冠脉搭桥术后心绞痛；⑥"经皮冠状动脉腔内成形术"（PTCA）术后再狭窄。

冠心病介入治疗早期单纯使用球囊扩张术，术后由于血管弹性回缩再狭窄率较高。为此人们发明了普通金属支架，有效解决了血管回缩的问题，降低了再狭窄率，但由于血管内膜增生，仍有20%~30%的患者在病变部位出现再狭窄。进入21世纪以来，由于药物洗脱支架的诞生及其显著降低支架内再狭窄的惊人效果再次掀起冠心病介入治疗的浪潮。药物洗脱支架成功地将药物治疗和器械治疗合二为一，既是大胆创举，更是人类智慧和科技高度发达的完美结合。然而，新近有个别研究指出药物洗脱支架可能通过使冠状动脉内皮化延迟，引起过敏和炎症反应，增加晚期血栓事件。进一步的研究表明，药物洗脱支架与普通金属支架相比支架内血栓发生率并无差别。普通金属支架置入与旁路移植手术相比，接受旁路移植手术患者费用支出较支架置入略高。药物洗脱支架与普通金属支架比较，手术费用虽高于普通支架，但到术后1年时，总体费用持平，因为药物洗脱支架因再狭窄引起的再次血运重建率显著降低。

对于心脏支架病例的复发问题，目前，尚不能确切掌握导致患者病变部位再狭窄的主要原因，但做完心脏支架手术的患者在术后一定要遵照医嘱规律用药、规律生活。

冠心病介入治疗后可能发生的并发症有下列几种。

（1）冠状动脉痉挛：在冠脉造影或介入过程中，冠状动脉局部或弥漫的持续性收缩造成管腔狭窄，甚至闭塞。发生率为1%～5%。冠脉痉挛可以为自发，也可以为对比剂或器械操作诱发。冠脉痉挛时可无明显症状，也可出现明显的缺血症状，如胸痛、心肌梗死、心律失常，严重时可导致死亡。冠脉痉挛发生时可冠脉内注射硝酸甘油或钙拮抗药。

（2）冠状动脉穿孔：比较罕见，但危害较大。表现为造影剂外渗至心包内，严重时可导致心包积血、心脏压塞。大多数冠脉穿孔与介入操作有关，比如，导丝穿透血管壁；旋磨导致血管壁组织损伤；球囊膨胀过大导致血管壁过度拉伸等。另外，冠脉血管迂曲、钙化、成角或闭塞病变，在操作过程中也易导致冠脉穿孔。女性、高龄、糖尿病及肾功能不全也是发生冠脉穿孔的高危因素。

（3）冠脉夹层：多见于球囊预扩张病变时，是导致冠脉急性闭塞的主要原因。表现为造影可见的管腔内充盈缺损、管腔外造影剂滞留或可见内膜片。

（4）冠状动脉急性闭塞：PCI时或PCI后冠脉血流发生阻滞或减慢。是经皮冠状动脉腔内血管成形术的主要并发症之一，可以导致心绞痛、心肌梗死甚至死亡。支架应用后，冠脉急性闭塞的发生率明显减少。

（5）支架内血栓形成：为一种少见但严重的并发症。分为急性血栓形成（术后24小时内）、亚急性血栓形成（术后24小时~30天）、晚期血栓形成（术后30天~1年）和极晚期血栓形成（术后1年以上）。

（6）慢复流或无复流：是指PCI时心外膜大冠状动脉血管已解除狭窄，但远端前向血流明显减慢或丧失，心肌细胞灌注不能维持的现象。其原因复杂，确切机制尚不清楚，可能是由于血栓或斑块碎片栓塞远端微血管引起。

（7）支架脱落：较少发生。与病变特征、器械及术者操作等因素有关。

（8）周围血管并发症：股动脉途径穿刺可见的并发症有血栓、栓塞、出血、血肿、腹膜后血肿、假性动脉瘤和动静脉瘘等。桡动脉途径可见的并发症有桡动脉痉挛、闭塞、前臂血肿、局部出血和骨筋膜室综合征等。

（9）出血并发症：由于PCI术前后应用抗血小板药物，术中需要给予静脉肝素抗凝，所以围术期的出血是PCI较为常见的并发症。主要包括穿刺部位出血、消化道出血，甚至可发生脑出血。因此，对于出血高危患者应当合理应用抗栓药物，纠正可逆转的危险因素，尽量防患于未然。

（10）对比剂肾病：应用含碘的对比剂后，部分患者会发生肾损伤，发生率小于5%。多见于术后2~3天内，表现为血清肌酐水平比使用对比剂前升高25%。多可自行恢复，极少数发生不可逆的肾损伤。

142. 冠心病如何采用溶栓治疗

药物治疗可以有效地缓解冠心病患者心绞痛症状，提高生活质量，延长患者寿命。对治疗冠心病有效又有益的几类药物如下。①阿司匹林：这是一个经国外国内多位专家，科学、大规模试验证实了的、价廉物美的、能大大降低冠心病的再梗死发生率的、延长患者生命的、有效又有益的、治疗冠心病不可缺少的良药。②β-受体阻断药：这也是一个证实了的、有效又有益的、在冠心病现代治疗中不可缺少的良药。③钙拮抗药：能有效缓解心绞痛，对冠心病伴心功能不全的患者，目前主张用双氢吡啶类中的长效制剂而不用短效制剂。④硝酸酯类：能有效缓解心绞痛，对冠心病的远期预后无不良影响。除以上药物外，抵克利得等抗血小板药物、抗血栓药肝素、他汀类药物、降血脂药、转换酶抑制药在冠心病的治疗中都占有极其重要的地位。

溶栓治疗是通过静脉内输注尿激酶、链激酶等溶解血栓药物，达到开通血管、恢复心肌血流灌注的目的。此方法自20世纪80年代中期以来，已确立了其在挽救急性心肌梗死中的地位，是急性心肌梗死治疗史上的重大进展之一，并已普及到国内各基层医院，疗效迅速、安全性高、简单易行，大大缩短了患者的住院时间，减少了医疗费用，降低了病死率，提高了患者的生活质量。这种疗法适用于起病后12小时内到达医院的患者，以6小时为佳，其成功率达75%左右。起病后越早接受治疗，疗效越明显。起病后1小时内溶栓，在每1000名患者中可多救活35人；起病后7~12小时内溶栓，每1000名患者中仅多救活16人。因此，时间就是心肌，时间就是生命！

143. 冠状动脉可以搭"桥"吗

冠心病是由于患者长期高血压、高血脂，导致供应心脏本身的血管（冠脉）狭窄，结果引起狭窄血管后面的心肌缺血，患者出现心绞痛、心肌梗死。冠脉搭"桥"就是利用患者自身其他部位的血管在狭窄的血管旁边搭一根桥，把这段狭窄的血管跨过去，也就是让血液通过这根桥到达后面的心肌组织，解决供血问题。这就犹如一条小河因为顺流而下的泥沙堵住了，在其旁边人工挖一条运河一样，使河水通过运河继续灌溉后面的田地。

冠状动脉旁路移植术（CABG）也称为"冠脉搭桥术"。CABG不但可以解决药物治疗和PTCA在冠心病治疗中面临的难题，如冠状动脉分支处病变、多支处病变、无保护的左右干病变等，而且是目前最彻底、完整的血运重建方式。搭桥术1~2个月患者就可恢复正常工作，其早期心绞痛症状的消除率高达85%~95%，65%以上患者术后5年无心绞痛，5年生存率为93%，10年生存率为

80%。即使3支冠脉发生病变伴心功能受损者，7年生存率也可达90%，而单纯接受药物治疗者仅为37%。但是，该手术一般需在全身麻醉、体外循环和心脏暂时停搏下进行。

搭桥手术实际上只解决了局部狭窄问题，并没有去除冠心病的病因。如果患者依然存在有冠状动脉粥样硬化、高血压、高血脂等致病因素，那么还会继续出现新的冠脉硬化、冠脉狭窄。就好像虽然修了运河，但没有治理上游的泥沙，泥沙会继续堆积，下游的河流分支就会继续被新的泥沙堵塞。所以说，冠脉搭桥并不是根治冠心病的方法，而只是重建了一条旁路，达到暂时缓解患者心肌缺血症状的目的，同时减少因心肌缺血造成的心脏功能失调。换句话说，冠脉搭桥手术"治标不治本"。

目前搭桥手术所用的血管，多取自患者腿部的大隐静脉。静脉和动脉在管壁结构上是不同的。动脉承受的是从心脏泵出的血液，压力高，因而管壁厚；静脉内走的是从各组织回流的血液，压力小，管壁薄。现在用管壁薄的静脉，代替管壁厚的动脉，并承受很高的动脉压，久而久之，管壁就会出现增生、钙化，最终形成狭窄、堵塞。所以，一般静脉的正常寿命只有7～8年的时间。动脉桥的寿命长一些，但动脉的来源更少，可用动脉搭桥的部位也少，故受到很大的限制。

那么，一个人能不能做多次搭桥手术呢？答案显然是不能。因为首先是代替狭窄部位的血管取自自身，它不是"取之不尽，用之不竭"的；再就是我们也不能老在心脏上"动刀子"，患者需一次次地承受手术的打击不说，一般由于前次手术的影响，心脏会出现粘连、结构不清等，一般第二次手术就相当困难了，不可能一而再、再而三地在心脏上做手术。

一次搭桥手术只能解决7～8年的问题，人一生中又不能无限制地做搭桥手术。一般原则上被诊断为冠心病的患者，应该首选药物疗法，通过服用扩张冠脉血管的药物，降低心肌耗氧量的药物，减少血液黏滞度、溶解血栓、降低血脂的药物等，来改善心肌的供血状况。同时注意饮食，减少油腻食物摄入量，改变不良嗜好，戒除烟酒，控制血压。总之，最大限度地减缓动脉硬化、阻塞的时间和程度。当狭窄比较严重时，还可以考虑能否先选择动脉导管球囊扩张、支架等介入性治疗方法（PTCA）。总之，尽可能推迟做搭桥手术的时间。

假设一个人在50岁左右时发现冠脉狭窄，狭窄程度在30%~40%。如果通过药物和饮食控制，十几年之后他的狭窄才发展到70%~80%，此时再做搭桥手术，前后他就可以有20多年的较好质量的生活。如果在搭桥手术之前还能用PTCA等方法再维持一段时间，那他做搭桥手术的时间就可以推迟得更晚。而如果他在冠脉狭窄30%~40%时就选择了手术，那么，他的高质量生活就会缩短许多年，同时也失去了选择其他治疗方法的机会。而且，从临床来看，狭窄的动脉在搭桥后狭窄得更快。比如狭窄度为50%的冠状动脉，不搭桥，可能7~8年的时间才发展为75%的狭窄，如果搭了桥，很快就会发展成90%，甚至100%的狭窄。

当然究竟在什么时间，用什么方法解决冠脉狭窄问题，要依患者的年龄、症状及冠脉狭窄的部位、程度等综合决定。一般如果主要冠脉狭窄不严重，或只是非主要冠脉狭窄，而且用药能够控制心绞痛的患者，应该首先考虑用药治疗；单支或两支冠脉严重狭窄，或非主要冠脉狭窄者，可考虑选择PTCA、支架等方法；而对于那些不稳定型心绞痛内科治疗无效的，两支以上或左主干冠脉狭窄且远端血管直径大于1.5mm、通畅的患者，可做搭桥手术；对于弥漫性的冠状动脉狭窄及远端发育不良的冠脉，或反复搭桥已无可搭的动脉者，方可做激光打孔。

七、防治冠心病的中医妙招

✲144. 冠心病患者可用哪些中药调治

（1）灵芝：为多孔菌科植物赤芝或紫芝的子实体。性温，味淡微苦，具有养心安神、益气补血、健脾养胃、止咳祛痰等功效，适用于高血压、冠心病、心律失常、神经衰弱、失眠症、慢性支气管炎、慢性肝炎、肾炎、哮喘、白细胞减少症及风湿性关节炎等病症。现代研究表明，灵芝能调节神经系统功能，增进冠状动脉血流量，加强心肌收缩能力，降低血压、血脂，促进血红蛋白的合成，保护肝细胞，提高机体的免疫机能。灵芝所含的多糖、肽类、三萜及酶类等多种成分，对血压有双向调节作用；灵芝可防止引起血管障碍，可预防脑血栓、心肌梗死。灵芝浸提液在肝中影响血管紧张素的生成，维持血压稳定且无害，是平常人可安全使用的降血压药。

（2）葛根：为豆科植物多年生藤本植物葛的块根。性凉，味甘、辛，具有祛风解表、发表透疹、生津止渴等功效，适用于高血压、冠心病、感冒、麻疹、消化不良等症。现代研究发现，葛根煎剂、浸剂和所含的总黄酮等成分，均有降压作用。

（3）绞股蓝：为葫芦科绞股蓝属多年生攀缘草本绞股蓝的根茎或全草。性

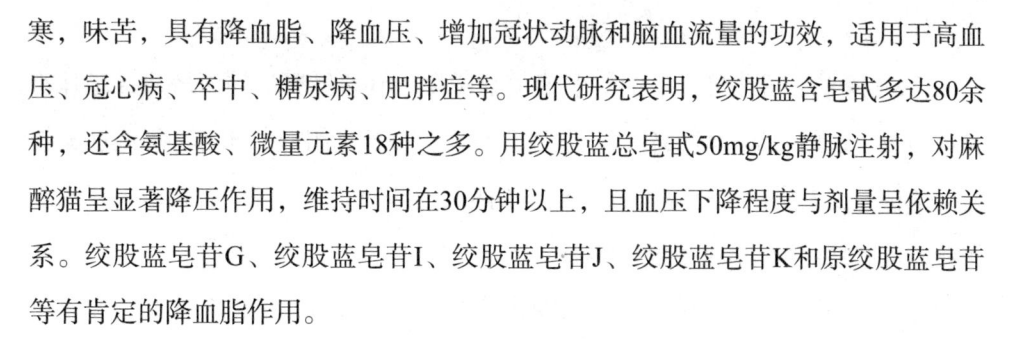

寒，味苦，具有降血脂、降血压、增加冠状动脉和脑血流量的功效，适用于高血压、冠心病、卒中、糖尿病、肥胖症等。现代研究表明，绞股蓝含皂贰多达80余种，还含氨基酸、微量元素18种之多。用绞股蓝总皂贰50mg/kg静脉注射，对麻醉猫呈显著降压作用，维持时间在30分钟以上，且血压下降程度与剂量呈依赖关系。绞股蓝皂苷G、绞股蓝皂苷I、绞股蓝皂苷J、绞股蓝皂苷K和原绞股蓝皂苷等有肯定的降血脂作用。

（4）莲心：为睡莲科植物莲的种子的芯。性平，味苦，具有降压强心等功效，适用于冠心病、高血压等病症。

（5）槐花：为豆科落叶乔木槐树的花朵或花蕾。性寒，味苦，具有清热泻火，凉血止血的功效，适用于冠心病、肠风便血、痔出血、尿血、血淋、崩漏、衄血、赤白下痢、风热目赤、痈疽疮毒等。现代研究表明，槐花中的有效成分能扩张冠状动脉，改善心肌循环并降低血压。槐花所含的芸香苷可增强毛细血管的抵抗力，改善血管壁脆性，对高血压患者有防止脑血管破裂的功效。槐花中含有较多的维生素P，维生素A和维生素C的含量也较高，这些成分有明显的软化血管作用，能够减少毛细血管的通透性及脆性。

（6）菊花：为菊科菊属多年生宿根草本植物菊的花。性微寒，味甘苦，具有散风清热、平肝明目的功效，适用于高血压、风热感冒、头痛眩晕、目赤肿痛等症。现代研究表明，菊花的水煎醇提物对离体动物心脏能扩张冠状动脉，从而减轻心肌缺血状态，同时也能使心肌收缩力增强，可预防动脉血管硬化。

（7）何首乌：为蓼科植物制首乌的块根。性微温，味甘、苦、涩，具有补肝肾、益精血、涩精止遗、润肠通便等功效，适用于精血亏虚、遗精、头晕眼花、腰膝脚软、神经衰弱、高血压、高脂血症、动脉粥样硬化、冠心病、贫血、习惯性便秘、肠神经官能症、慢性肝炎、颈淋巴结核等病症。每日用量10～30g。现代研究表明，何首乌根茎主要含大黄酚、大黄素，其次为大黄酸、大黄酚蒽酮、大黄素甲醚等。此外，还含有丰富的微量元素，具有抗衰老、降血脂、抗动脉粥样硬化、增强肾上腺皮质功能及保护肝脏的作用。脾虚大便稀溏者不宜使用。

（8）桑椹：性微寒，味甘，具有养血滋阴、补益肝肾、祛湿解痹、聪耳明目等功效，适用于治疗病后体虚、贫血、自汗、盗汗、闭经、便秘、风湿性关节痛、遗精、须发早白、肺虚干咳、阴虚潮热及醉酒等。冠心病而有阴虚表现或便秘者可常服食。每日用量为9～15g。

（9）茯苓：为多孔菌科寄生植物茯苓的干燥菌核。性平，味甘淡，具有利水渗湿、健脾补中、宁心安神的功效，适用于心悸失眠、小便不利、水肿、脾虚泄泻、痰饮咳逆。冠心病证属心气虚而症见心悸、失眠者可常用其做药膳服食。每日用量为6～12g。

（10）酸枣仁：为鼠李科植物酸枣的种子。性平，味甘、酸，具有养心安神、敛汗益阴等功效，适用于虚烦失眠、心悸健忘、易惊怔忡、口燥咽干、头晕眼花、双目涩干、潮热盗汗、体虚多汗、手足心热、尿涩黄少等症。冠心病有心悸者可服用本品。每日用量为9～15g。

（11）桃仁：为蔷薇科植物桃的种子。性平，味苦，具有活血化瘀润燥通便等功效，适用于冠心病证属血瘀者。每日用量为6～9g。

（12）肉桂：为樟科植物肉桂的树皮。性热，味甘辛，具有温中散寒、健脾暖胃、通利血脉的功效，适用于冠心病证属阳虚、寒凝、血瘀者。现代研究表明，肉桂有抗心肌缺血及抑制血小板聚集的作用，对防治冠心病有利。每日用量1.5～4.5g。

（13）昆布：为海藻门海带科植物海带的干燥叶状体。性寒，味苦、咸，具有消痰、软坚、行水、降脂降压等功效，适用于缺碘性甲状腺肿大、高血压、冠心病等病症。现代研究表明，昆布中含有降血压成分，并含有海藻聚糖可以降血脂，故冠心病合并高脂血症、高血压者可常服食。

（14）蜂蜜：为蜜蜂科昆虫中华蜜蜂等采集植物蜜腺和其他昆虫及植物的非蜜腺组织的分泌物，加入自身消化道的分泌液后，在蜂巢里酿造的蜜糖。性平，味甘，具有补中益气、润燥止痛、缓急解毒、安五脏、和百药、营养心肌、保护肝脏、润肺止咳、滑肠通便、降血压、防止血管硬化等功效。老年冠心病患者可经常食用。

（15）麦冬：麦冬为百合科草本植物沿阶草或麦门冬须根上的小块根。性微寒，味甘，具有养阴清热、润肺生津、清心除烦及润肠功效，适用于治疗肠枯便秘、燥咳、咯血、心烦不安、冠心病、心绞痛等症。现代研究表明，麦冬具有降血糖作用。脾胃虚寒泄泻者忌服。

（16）玉竹：玉竹为百合科多年生植物玉竹的根茎。性平，味甘，具有滋补气血、除烦闷、生津液、润心肺、补五劳七伤、虚损等功效，适用于胃热炽盛、阴津耗伤、消谷易饥、胃脘灼热疼痛、热病伤阴、咳嗽烦渴、虚劳发热、小便频数、心烦口渴、抽筋、阴虚、自汗、心力衰竭及冠心病心绞痛等。每日用量为10～15g。现代研究表明，玉竹有降血糖、降血脂、强心、增强免疫功能等作用，可用于防治老年人常见的冠心病、心绞痛、心力衰竭、动脉粥样硬化症、糖尿病、肺结核、肺功能不全等。

（17）益母草：为唇形一年生或二年生草本植物益母草的全草。性微寒，味苦、辛，具有活血调经、祛瘀生新、利尿消肿的功效，适用于治疗月经不调、胎漏难产、胞衣不下、产后血晕、瘀血腹痛、崩中漏下、利尿消肿、冠心病、高脂血症、高血压病等病症。现代研究表明，益母草可降低血压、强心扩冠、降低血脂，并能改善微循环，减慢心率，抗血小板聚集，对冠心病、高血压、高脂血症、动脉粥样硬化症等老年常见病有防治作用。

（18）银杏叶：为银杏科植物银杏的叶。性温，味微苦，具有活血、止咳、扩张冠状动脉血管、增加脑血流量、降低血胆固醇、解除平滑肌痉挛等功效，适用于慢性支气管哮喘、冠心病、心肌梗死、大动脉炎、脑血栓以及血清胆固醇过高等症。每日用量4.5～9g。现代研究表明，银杏叶中的黄酮甙元有扩张血管作用。

（19）丹参：为唇形科植物丹参的根。性微寒，味苦，具有活血调经、祛瘀止痛、养心安神等功效，适用于冠心病心绞痛、月经不调、经闭、产后瘀滞腹痛、神经衰弱、胁痛、关节疼痛、痈肿丹毒等症。每日用量4.5～9g。现代研究表明，丹参有扩张冠状动脉，增加血流量的作用；有镇静、降压、降血糖作用。

（20）三七：为五加科植物三七的干燥根。性温，味甘、微苦，具有止血化瘀、消肿止痛的功效，适用于跌打内伤或外伤出血、冠心病心绞痛等。现代研究表明，三七有增加冠状动脉流量的作用。

（21）茵陈：为菊科多年生草本植物。性微寒，味苦，具有清热利湿、祛风退黄等功效，适用于湿热黄疸、小便不利、风痒疥疮等病症。现代研究表明，茵陈中所含香豆精和对羟基苯乙酮能使血压下降，还可使血清胆固醇和体脂蛋白降低，防止内脏和血管壁的脂肪沉积，这主要是由于香豆精类化合物有扩张血管、降血脂和抗凝血作用，因而可用于冠心病、高脂血症的治疗。

145. 治疗冠心病的常用内服方剂有哪些

（1）益气活血祛风通络方：黄芪30g，葛根30g，丹参30g，炒酸枣仁30g，前胡12g，细辛3g，羌活6g。水煎取药汁。每日1剂，分2次服。具有益气活血，祛风通络的功效。适用于冠心病。

（2）二参通脉方：太子参30g，玄参30g，党参30g，赤白芍各12g，郁金10g，娑罗子30g，丹参30g，细辛3g。水煎取药汁。每日1剂，分2次服。具有益气化瘀通滞的功效。适用于冠心病心绞痛，胸闷气短心悸。

（3）益气温阳化瘀汤：当归20g，生地黄20g，桃仁25g，红花9g，牛膝9g，赤芍12g，枳壳6g，川芎6g，桔梗6g，附子6g，柴胡3g，甘草3g，人参10g。气滞血瘀柴胡加至9g；气虚血瘀型重用人参至30g，另顿服；阳虚血瘀厥逆型附片用至45g，另煎均分3次服。水煎取药汁。每日1剂，分2次服。具有益气温阳，化瘀通脉的功效。适用于冠心病心肌梗死。

（4）冠痛灵汤：白参10g，黄芪30g，丹参15g，川芎10g，鸡血藤15g，藏红花1.5g，郁金10g，枳壳10g，三七3g，琥珀末2g，石菖蒲15g，决明子10g。每日1剂，分2次服。水煎取药汁。具有益气活血、通脉止痛的功效。适用于心绞痛气虚血瘀型。

（5）补肾化瘀汤：淫羊藿15g，桂枝15g，黄芪30g，太子参15g，麦冬15g，五味子10g，丹参15g，赤芍15g，川芎15g，红花10g，当归10g。阳虚加附子10g，炙甘草10g；肾虚加紫河车粉20g；痰浊加瓜蒌15g，薤白15g；心悸怔忡加炒酸枣仁10g，琥珀5g；高血压加葛根15g，生龙骨15g，生牡蛎15g。水煎取药汁。每日1剂，分2次服。具有益气养阴，温肾活血的功效。适用于冠心病。

（6）补心汤：紫丹参10g，炒酸枣仁10g，天冬10g，桃仁10g，广郁金10g，枸杞子10g，生地黄10g，当归10g，茯苓10g，降香6g，桔梗6g，远志10g。水煎取药汁。每日1剂，分2次服。连续服用3个月为1个疗程。具有滋阴养血/养心安神的功效。适用于冠心病心绞痛心阴亏损证。

（7）补阳汤：黄芪10g，丹参10g，赤芍10g，郁金10g，当归10g，麦冬10g，桃仁10g，红花10g，地龙10g，川芎10g。水煎取药汁。每日1剂，分2次服。连续服用3个月为1个疗程。具有补气温阳，活血化瘀的功效。适用于冠心病心绞痛。

（8）桃红四物汤加减方：黄芪30g，当归12g，川芎12g，赤芍30g，丹参15g，桃仁12g，红花10g，瓜蒌30g，薤白10g，柴胡10g，枳实9g，桔梗6g，甘草6g。水煎取药汁。具每日1剂，分2次服。30剂为1疗程，共治疗2~3个疗程。有扶正固本，祛邪外出，宽胸散结，活血化瘀，行气止痛的功效。适用于冠心病心绞痛。

（9）理气化痰煎：生黄芪30g，党参15g，太子参10g，甘松9g，青皮12g，郁金15g，菖蒲9g，丝瓜络9g，大枣7枚。水煎取药汁。每日1剂，分2次服。60日为1个疗程。具有益气活血，理气化痰的功效。适用于冠心病。

（10）益气涤痰化瘀汤：黄芪10g，茯苓10g，陈皮10g，当归10g，制半夏10g，胆南星10g，郁金10g，枳实10g，石菖蒲10g，桃仁10g，红花10g，川芎10g，甘草10g。水煎取药汁。每日1剂，分2次服。连续服用3个月为1个疗程。具有益气涤痰化瘀的功效。适用于老年肥胖者冠心病心绞痛。

146. 如何用中成药治疗冠心病

（1）急性发作期：在心前区突然出现发作性或持续性绞痛、憋气、胸闷或脉搏不齐等症状；并常伴有面色苍白、呼吸困难、情绪恐惧、出冷汗等症。此时，可选用苏冰滴丸或冠心苏合香丸，这两种药是缓解冠心病急性发作的备急良药，2~5分钟就发挥药效。但这两种丸药是急救治标之品，不宜长服，以免耗伤元气。阴虚阳亢者，或兼有高血压的冠心病患者如果久服，会加重口干舌燥、咽痛、烦躁等症状。个别高血压患者血压有升高加剧之弊。又因苏合香、冰片等对胃黏膜有刺激作用，故有胃窦炎、胃溃疡的患者也不宜久服。

（2）气滞胸闷为主者：胸闷不舒时轻时重，并伴有胸闷彻痛的症状。可用理气宽胸的瓜蒌片，它有增强冠状动脉血流量和心肌收缩的作用。

（3）血瘀胸痛为主者：胸痛如针刺，频频发作，疼痛固定在某处，多见于慢性冠状动脉供血不足，并伴有心绞痛的患者。可用丹参舒心片或丹参片，这两种成药都是由活血化瘀药丹参组成，具有扩张冠状动脉、增加冠脉流量及改善微循环的作用，并能改善心脏功能、促进心肌细胞的修复；也可选用冠心片，其中的丹参、川芎、红花、降香、赤芍具有活血化瘀、改善冠脉供血防止血栓形成的功效。

（4）气滞兼有血瘀者：可用由丹参、三七、冰片组成的复方丹参片，或用由参三七、赤芍、佛手、泽泻等组成的冠芍片。两种药都有活血化瘀、理气止痛、扩张冠状动脉、增加冠脉流量的作用，冠芍片还有降压和降血脂作用。

对伴有高脂血症的冠心患者可同时服用首乌片或脉安冲剂（山楂、麦芽），两者均能降低血清中过高的胆固醇、β-脂蛋白，防止动脉进一步硬化。

147. 治疗冠心病为何不宜长期应用中成药

临床上治疗冠心病的中成药主要有冠心苏合丸、复方丹参片等，这类药品既能缓解心绞痛，又无西药硝酸甘油的头晕、头痛等不良反应，因而深受患者的青睬。有些冠心病患者长期连续服用这些药物，以为这样才能有效地预防心绞痛和心肌梗死，其实，这种做法并不科学。

中医认为，冠心病属于"胸痹""心痛"等症的范畴，其发病原因在于气血瘀滞、闭阻胸阳、不通则痛，使用冠心苏合丸的目的在于芳香开窍以止痛，复方丹参片则有活血化瘀的作用。在心绞痛急性发作时，将冠心苏合丸1~2粒含服或嚼碎吞咽，即可在30分钟内起到镇痛效果，起效虽较硝酸甘油慢些，但持续作用的时间较长。如果患者近来心绞痛发作较频繁，也可每日3次连服冠心苏合丸或复方丹参片（疗程的长短视病情轻重而定），这对于控制心绞痛频繁发作、减少心肌梗死的发生是有一定作用的。但冠心苏合丸属于急救药物，当心绞痛发作的次数减少或消失后，则应改用其他药物。症状较轻的冠心病患者，不宜长期连续服用这些药物，因为在冠心苏合丸中含有乳香、冰片、檀香、青木香、苏合香油等成分，复方丹参片则由丹参、三七、冰片组成，多用、久用会耗伤气血，对病情不利。

应当指出的是，冠心苏合丸的药性偏温，属"温开"的芳香开窍药，因此对于属寒痹的冠心病患者最为合适。如属热痹型的患者，则需加服大补阴丸或知柏地黄丸等养阴药，以免出现唇干舌燥、心烦、口渴、喉痛、便秘等症状。又因方中乳香、苏合香、冰片对人体消化道有较强的刺激作用，因此冠心病合并食管炎及胃肠疾病患者应慎用。

148. 冠心病患者如何用中药敷贴治疗

敷贴是最常用的中药外治方法之一。它是将鲜药捣烂，或将干药研成细末后以水、酒、醋、蜜、植物油、鸡蛋清、葱汁、生姜汁、蒜汁、菜汁、凡士林等调匀，直接涂敷于患处或穴位。由于经络有"内属脏腑、外络肢节、沟通表里、贯串上下"的作用，不但可以治疗局部病变，而且也能达到治疗全身性疾病的目的。使用时可根据"上病下取、下病上取、中病旁取"的原则，按照经络循行走向选择穴位，然后敷药，可以收到较好的疗效。外敷中药有时会引起水肿、过敏，导致皮肤破损、细菌感染，并使病情加重。因此，患者应在医师指导下治疗。

（1）取檀香、细辛各等份，共研细末，用适量的白酒调成糊状，敷于脐部，外用消毒纱布覆盖，再用胶布固定。具有行气止痛的功效，适用于冠心病心绞痛患者。

（2）取桃仁12g，山栀仁12g，共研细末，然后加蜂蜜30毫升，调成糊状，将药糊摊于心前区，右侧至胸骨右缘第3～5肋间，左侧达心尖波动处，其面积约为长7cm、宽15cm，外用消毒纱布覆盖，再用胶布固定，开始每3天换药1次，2次后每7天换药1次，6次为一疗程。具有活血通络、芳香通窍的功效，适用于冠心病心绞痛患者。

（3）取白檀香12g，制乳香12g，制没药12g，郁金12g，醋炒延胡索12g，冰片2g，麝香0.1g。以上前6味共研细末，加入麝香调匀，再用适量的二甲亚砜调成软膏，然后置于伤湿止痛膏的中心，贴敷于双侧内关穴、膻中穴，每日换药1次。具有行气止痛、活血化瘀的功效，适用于气郁血瘀所引起的冠心病心绞痛患者。

（4）取降香10g，檀香10g，麝香0.1g，三七10g，冰片0.25g，胡椒10g，适量白酒。以上前6味共研细末，临用时取药末2g，用白酒调成药饼，分成5份，置于伤湿止痛膏中间，贴敷于膻中穴和双侧内关穴、心俞穴，隔天换药1次，连用5次为一疗程。具有行气止痛、祛瘀止血的功效，适用于冠心病心绞痛患者。

149. 冠心病患者如何药枕调治

药枕具有芳香开窍、怡神醒脑、安神益智、调养脏腑、养元强身、清肝明目、宣肺化痰、疏通经络和调整阴阳的功效。药枕简便易行、疗效明显，无副作用。根据不同病情选用不同药物，多以芳香类药物为主，选用花类药物以芳香浓郁为好，叶类以清绿气爽者为优，矿物类须光泽明亮。所选药物如质地坚硬应用机械粉碎。在制作枕芯过程中，根类、块粒铺于下，枝叶填于中，花香之品覆其上，要求摊放平坦，枕面柔软，富有弹性。

（1）芎菊枕：将适量川芎、菊花、红花研成粉，装入枕芯，制成药枕。让患者睡眠时头枕在药枕上。具有活血通脉，宽胸止痛的功效。适用于心血瘀阻型冠心病心绞痛患者。

（2）开痰化痹枕：取明矾1000g，全栝蒌1000g，枳实500g，薤白500g，姜半夏500g，旋复花200g。将明矾打碎，全瓜蒌、枳实、薤白、姜半夏、旋复花烘干，共研粗末，混匀，装入枕芯，制成药枕。让患者睡眠时头枕在药枕上。忌饱食后枕之。具有通阳开结，豁痰通络的功效。适用于痰浊壅塞型冠心病心绞痛患者。

（3）黑豆磁石枕：取黑豆1000g，磁石1000g。将黑豆、磁石分别打碎成米粒大小，混匀，装入枕芯，制成药枕。让患者睡眠时头枕在药枕上。具有滋阴安神，交通心肾的功效。适用于心肾阴虚型冠心病心绞痛患者。

（4）丁香挂心枕：公丁香500g，肉桂心500g，大附子200g，麻黄150g，细辛100g。将公丁香、肉桂心、大附子、麻黄、细辛分别烘干，共研粗末，混匀，装入枕芯，制成药枕。让患者睡眠时头枕在药枕上。睡前宜喝1杯温开水。具有活血通脉，宽胸止痛的功效。适用于心血瘀阻型冠心病心绞痛患者。

（5）强真保元枕：巴戟天1000g，大附子500g，炮姜500g，黄精500g，细辛200g，川椒200g，大茴香200g，肉桂200g。将巴戟天、大附子、炮姜、黄精、细辛、川椒、大茴香、肉桂分别烘干，共研粗末，混匀，装入枕芯，制成药枕。让患者睡眠时头枕在药枕上。阴虚火旺证忌之。具有通阳散寒、开痹止痛、益气活络的功效。适用于阴寒凝滞型和阳气虚衰型冠心病心绞痛患者。

150. 冠心病患者如何做穴位按摩

按摩对改善冠心病患者的症状有一定的作用。按摩时局部皮肤往往发红，测量皮肤温度则明显增高，这是血管扩张，局部充血和血液循环改善的结果。按摩后血管扩张，可减少血流阻力，降低血压，减轻心脏负担，增强心搏力量，减慢心率，呼吸加深，有延年益寿的作用。按摩能调节大脑皮质的兴奋和抑制过程，增加血液中的红细胞、白细胞和血红蛋白含量，并可改变血液动力过程和提高机体的免疫功能。按摩可使外周血管阻力减低，缓解小动脉痉挛，调节心脏功能，促进代谢。按摩能加速胆固醇和三酰甘油的分解，降低血液黏滞度，这些作用均有助于冠心病的预防和治疗。

（1）准备姿势：稳定情绪，双脚自然分开，双脚平直。

（2）按摩前胸：左手压在右手背上。右手掌面贴在前胸，按顺时针方向按摩转动。

（3）按摩腹部：左手压在右手背上。右手掌面贴在腹壁上，在脐周围顺时针，逆时针按摩各36圈。

（4）按摩双肩：双上肢左右摆动，双手下垂，然后双肩左右摆动，带动双臂左右晃动。

（5）按摩腰背：双手握空拳，拳背紧贴在腰背部脊柱两侧，以肘关节的屈伸，使拳在脊柱两侧上下移动，由轻而重，由慢而快。

（6）左右侧弯腰部：双侧手下垂，腰部左右侧弯，尽量弯的度数要大，但频率要慢。

（7）拍打前胸：双手先后拍打前胸，拍打频率要慢，用力要轻，次数要少。

冠心病患者做按摩时要注意下列事项：①心绞痛发作时应停止按摩，立即静卧休息，或服用备用药物，或送医院就诊。②急性心肌梗死发作期或心力衰竭者不适宜采用按摩疗法。③按摩治疗时要注意患者对按摩手法的反应，以便及时调整刺激强度。

❋151. 冠心病患者如何做指压治疗

方法1

（1）取仰卧位。两手拇指交替着力，紧贴皮肤，分别擦摩对侧胸部，从胸

七、防治冠心病的中医妙招

前由内向外沿肋间反复擦摩各约2分钟。

（2）取仰卧位。两手拇指指端着力，分别点按对侧掌后腕关节横纹正中直上5寸、两筋之间的郄门穴约1分钟，以感麻胀并稍向手部放散为宜。

（3）取仰卧位。两膝屈曲，右手掌置于上腹部，左手掌贴在右手背上，两手同时着力，由右而上，然后由左而下来回反复旋转摩动约5分钟。

方法2

（1）患者仰卧位。施术者立于一侧，两手拇指端着力，分别按揉两侧掌后腕横纹正中直上2寸、两筋之间的内关穴各约2分钟，以酸麻稍向肘臂放散为宜。

（2）患者仰卧位。施术者立于头后，两手掌指同时着力，从胸前由内向外沿肋间反复分推约2分钟；然后，施术者立于一侧，两手掌指交替着力，分别从肩关节的前面至上肢内侧，反复推摩各约1分钟。

（3）患者仰卧位。施术者立于头后，一手中指端着力，点按胸前正中线、平第4肋间（两乳之间）的膻中穴约1分钟。

（4）患者俯卧位。施术者立于一侧，两手拇指端同时着力，分别点按两侧第5胸椎棘突下旁开1.5寸处的心俞穴，第3胸椎棘突下旁开1.5寸处肺俞穴各约1分钟，以感酸胀为宜。

（5）患者俯卧位。施术者立于一侧，两手掌指交替着力，从上背至腰部，沿足太阳膀胱经行径，反复按揉约5分钟。

方法3

施术者用一手拇指重点一侧内关穴或郄门穴，同时另一手拇指、中指分别对准另一侧的曲池穴和少海穴施行重扣掐150～200下，必要时，左右侧交替进行，先左后右。

方法4

施术者先用两手拇指按压左右心俞穴50～100下，再用中指（拇指协助）扣掐双肩井穴，并配合弹拨5～7次。

方法5

（1）中指指端抵在内关穴上作点冲按压，用力由轻到重，每分钟按压200次以上，持续2~5分钟，以患者胸部疼痛缓解为准。

（2）拇指指尖置于郄门穴上，其余四指置于该穴背面，拇指切按郄门穴，用力由轻渐重，切按20~30秒后放松数秒钟，反复切按多次，以局部出现胀痛并向上臂及胸部传导为佳。

（3）拇指指腹置于膻中穴上，用较轻力量扣按该穴1~8分钟，后改用中指指腹揉按该穴1~2分钟，直至患者胸前憋闷感缓解为止。此法有宽胸理气、解郁止痛的作用。

（4）拇指或示指指端点冲按压心俞穴，用力由轻渐重，每分钟按压200次，可连续按压数分钟，直至局部出现胀痛感为止。

（5）拇指指甲切按素髎穴，用力中等，切按半分钟后放松3~5秒，反复切按数次，直至局部出现强烈酸胀感为止。此法适用于呼吸浅促者抢救的治疗。

方法6

（1）患者取仰卧位，施术者坐位于右侧。施术者先用双手平推胸部，右手在左侧，左手在右侧，反复施术5~10分钟。

（2）紧接上法，指压中府、云门、膻中，反复施术3~5分钟。重点指压膻中。

（3）患者俯卧位或坐位，施术者以右手拇指指腹为着力点，重点指压左侧天宗3~5分钟，再指压心俞、膈俞、肝俞等穴3~5分钟。

（4）如果在夜间突然发作时，可首先掐人中、内关等穴急救。

152. 冠心病患者如何针刺调治

针灸是通过中枢神经和神经节段起作用，从而使大脑皮质产生抑制作用，影响心脏功能，使冠状动脉扩张，血流量增加，心肌缺血得以改善，心绞痛症状缓解。针刺还可促进经脉的气血通畅运行，起到疏通宣导、调整脏腑功能的作用。

七、防治冠心病的中医妙招

对冠心病进行针刺治疗是一种既简便易行而又行之有效的方法。它可以达到急则治标而缓解心绞痛、缓则治本而调整机体功能的目的。针刺疗法适宜于冠心病的全过程。针刺穴位一般选用手少阴心经、手厥阴心包经的穴位。针刺感向胸部传导，以有走窜感为佳，其止痛迅速。根据患者的不同体质，病情轻重，采用中度或轻度刺激手法和小幅度捻转的刺激手法，待有酸、胀、麻、重的针感后，持续捻转3～5分钟，或留针15分钟，再捻转1～2次，多数患者可达到止痛效果。如伴有其他心血管疾病症状，如心慌、气憋等，可选择内关、鸠尾、膻中等穴，也能缓解症状。对伴有心力衰竭，出现水肿，尿少等症状者，也可配合针刺，按中医辨证从脾肾入手，取足少阴肾经和足太阴脾经及任脉的穴位，如三阴交、足三里、阴陵泉、天枢、关元、气海、中极等。

方法1

取穴：内关、心俞、膈俞、厥阴俞、神门、大陵。

施术：用泻法，每日1次。若有心绞痛者主穴应选膻中、心俞、巨阙、内关、公孙等。仍用泻法，每日1次。

方法2

主穴：内关、膻中、心俞、厥阴俞、神门。

配穴：间使、郄门、乳根、曲池、太冲、三阴交、丰隆、足三里。

施术：每日选2个主穴，选配穴2～3个，主配穴隔日交替选用。针刺得气后留针20～30分钟，10次为一疗程，中间停针3天左右，再进行第2个疗程。发作时用泻法，不发作时平补平泻，气虚体弱者用补法。一般治疗两个疗程后患者微循环明显改善，心功能提高，血液黏滞度降低，体弱者，体力有不同程度的恢复。

153. 如何耳压调治冠心病

耳穴压丸法（简称耳压法）是我国广大医务工作者在耳穴诊治研究中发展起来的目前最为流行的一种耳穴激发外治方法。此法将中药王不留行籽、六神丸、喉痛消炎丸等贴压在所取的穴位上，代替了针刺、埋针等疗法，减轻了患者痛苦。耳压疗法是在耳针的基础上产生的，它具有操作简便、奏效迅速、费用低廉等特点。

压丸一般是就地取材，如王不留行籽、黄荆子、急性子、莱菔子、油菜籽、绿豆、六神丸、喉痛消炎丸、木香顺气丸、人丹、磁珠等。医用橡皮膏，如香桂活血膏、活血止痛膏、伤湿止痛膏，普通胶布亦可。75%乙醇棉球、生理盐水或肥皂水清洁耳郭，探棒1支，无齿镊子1把。

耳压方法：①明确疾病的部位，望诊或探寻相应脏腑耳穴和相关脏腑耳穴阳性病理反应或疼痛敏感点。②以75%乙醇棉球常规消毒，清洁耳郭。③以左手固定耳郭，将橡皮膏剪成0.6mm×0.6mm大小的斜方块，粘上所取的药丸1~2粒于小方块中心，对准所取耳穴贴压固定。每个穴位按压10~15下，患者自感酸胀、疼痛、耳郭发热或充血等为宜。每天自行按压所贴的耳穴3次，隔2~3天换药1次，7~12天为1个疗程。④一般单耳压穴，双耳轮换贴压。⑤贴压相应脏腑疾病的穴位，对耳前与耳背的对应穴位进行对压加以强化，提高疗效。

（1）心绞痛：主穴有心、小肠、脾、肾。配穴，心绞痛、心律失常者，加交感、缘中穴；失眠者，加皮质下、神门穴；血压高者，加降压沟穴；血脂高者，加耳尖、内分泌穴；胸闷气短者，加肺穴；心动过缓者，加肾上腺、肝穴。

（2）心肌梗死：主穴：心、肾、脾、肾上腺。配穴：频发性心绞痛者，加皮质下、交感穴；血压低、心律失常者，加屏尖、小肠穴；心动过速或心动过缓者，加肝穴、耳尖、肺穴。

耳压调治冠心病的注意事项：①按压耳穴的时间最好放在每餐饭后30分钟为宜，可增强疗效。按压与呼吸配合，压时吸，松时呼。②压力要适中，防止压破耳郭皮肤，以免感染。③对胶布基质氧化锌发生过敏反应者，应及时更换。④夏季贴压耳穴时，不宜时间过长。⑤耳郭有冻疮或炎症时，不宜做耳压法。⑥孕妇做耳压疗法时，宜用轻刺激手法，习惯性流产者应慎用。

154. 冠心病患者如何艾灸调治

方法1

取穴：心俞、巨阙、膻中、膈俞、阴郄。如胸痛势重而急，唇舌青紫，少冲、中冲点刺出血进行救急。

灸法：①艾条灸：点燃艾条，火头距离穴位处皮肤2~3cm进行熏烤，使皮肤有较强的刺激感，火力要壮而短促，以达消散邪气之效，每穴灸约5分钟，若皮肤产生小泡，任其自然吸收，但不要产生大的瘢痕，刺激以能忍受为度。②艾炷灸：在穴位涂上大蒜汁，以粘住艾炷，选用标准大中艾炷施灸，可吹火使艾炷燃烧加快，当穴下产生强烈刺激感时即去除艾炷。一般灸3~10壮，适用于慢性顽固性病症。③艾炷隔姜灸：穴位上放2mm厚的生姜片，中穿数孔，生姜片上放艾炷，每次选3~5穴，每穴灸3~10壮，隔日1次，7~10天为一疗程。适用于心血瘀阻型冠心病，证见胸部刺痛，如刺如绞，固定不移，入夜更甚，或伴心悸不宁，舌质紫暗，或有瘀斑，舌下脉络青紫，脉沉涩或结代。

方法2

取穴：心俞，巨阙，膻中，气海，关元。

灸法：①艾条温灸：用艾条火头在穴位上方直接熏烤，皮肤产生灼痛感时即换其他穴位施灸，可每日灸治1~2次，10天左右为一疗程。②艾炷隔姜灸：穴位上放2毫米厚的生姜片，中穿数孔，生姜片上放艾炷，每次选3~5穴，每穴灸3~10壮，隔日1次，7~10天为一疗程。适用于寒凝心脉型冠心病，症见胸痛如缩窄，遇寒而发，形寒肢冷，心悸气短，重则喘息不得卧，舌淡苔薄白，脉弦紧或沉细。

方法3

取穴：心俞，巨阙，膻中，丰隆，足三里，太渊。胸闷呕吐者加内关。

灸法：艾灸穴位要有较强的刺激感，每穴灸的时间要短，火力要促可用艾炷或艾条灸，足三里穴用补法。适用于痰浊内阻型冠心病，症见胸闷如物压，窒而痛，多形体肥胖，气短喘促痰多，苔白腻，脉滑。

方法4

取穴：心俞，巨阙，膻中，三阴交，太溪。

灸法：①艾条温和灸：艾条火头距离穴位3cm左右进行熏烤，使火力温和缓慢透入穴下深层，皮肤可有温热舒适而无灼痛感。每次选4～5穴，每穴灸10～15分钟，至皮肤稍起红晕即可。每日灸1次，5～7次为一疗程。②艾炷无瘢痕直接灸：将施灸穴位涂敷少许凡士林油以粘住艾炷，用中小艾炷，放小艾炷点燃，皮肤感到灼痛时即去除艾炷，更换新艾炷续灸，连灸3～7壮，穴下皮肤充血红晕为度。③艾炷隔姜灸：穴位上放2毫米厚的生姜片，中穿数孔，生姜片上放艾炷，每次选3～5穴，每穴灸3～10壮，隔日1次，7～10天为一疗程。适用于心气虚弱型冠心病，症见心胸隐痛，反复发作，心悸盗汗，或自汗，胸闷气短，或心烦不寐，头晕，舌红，脉细数或细涩。

方法5

取穴：内关，膻中，心俞，关元，足三里，厥阴俞。可选配膈俞，肝俞，神阙，丰隆，太溪。

灸法：把温灸盒放于应灸部位中央，点燃艾卷后，对准穴位置于铁纱上，盖上盒盖。每次选用2～4个穴位，每次施灸15～20分钟，每日灸治1次，10次为1个疗程，疗程间隔5～7天。

方法6

取穴：内关，膻中，心俞，厥阴俞，肝俞，关元，郄门。

灸法：在所选穴位上先施针刺，针刺得气后，将毫针留在适当深度，取约2cm长艾卷一节，套在针柄上，从下端点燃，直至艾条烧完为止，待针柄冷却后出针。每次选用2～4个穴位，每穴每次施灸15～20分钟，每日治疗1次，5次为1个疗程，疗程间隔3天。施灸前应先针刺，待患者得气后再施灸。

方法7

取穴：厥阴俞，心俞，膏肓俞，神堂，神道，内关，间使，神门。年老体衰者可配气海，关元，足三里等强壮穴。

灸法：取粗灯芯草1根，蘸以桐油或食油，在酒精灯上点燃，迅速在所选穴位上烧灸，当灸及皮肤时可听至轻微的"啪"声，灸后大部灯火即灭，灸灼部位可出现轻微的火灼焦点。每次选用6～7个穴位，每穴灸1壮，每日1次，10天为1个疗程。

方法8

取穴：内关，膻中，心俞。可选配肝俞，神阙，太溪。

灸法：取艾炷如麦粒大，当艾炷燃烧1/3～1/2时，即去掉另换一炷。每穴每次4～7壮，以局部皮肤出现红晕为止。每日灸治1次，3次为1个疗程。

✱ 155. 冠心病患者如何刮痧调治

刮痧疗法是一种用光滑扁平的器具蘸上润滑液体包括或用手指钳拉患处以达到治病目的的一种简单自然疗法。人体皮肤富有大量的血管、淋巴管、汗腺和皮脂腺，它们参与机体的代谢过程，并具有调节机体温度、保护皮下组织不受伤害的功能。刮痧的机械作用，使皮下充血，毛孔扩张，秽浊之气由里出表，体内邪气宣泄，把阻经滞络的病源呈现于体表；使全身血脉畅通，汗腺充溢，而达到开泄腠理、痧毒从汗而解。此外，刮痧术通过经络腧穴刺激血管，使人体周身气血迅速得以畅通，病变器官和受损伤的细胞得到营养和氧气的补充，气血周流，通达五脏六腑，平衡阴阳，可以产生正本清源、恢复人体自身愈病能力的作用。刮痧术通过经络腧穴对神经系统产生良性的物理刺激，其作用是通过神经系统的反射活动而实现的。通过刮痧手法刺激有关的经络腧穴，反射性地调节自主神经的功能。刮痧可以促进正常免疫细胞的生长、发育，提高其活性。刮痧还对消除疲劳、增强体力有一定作用。

取穴：胸部、背部、手部。胸部从天突穴刮至巨阙穴；背部刮厥阴俞与心俞穴；手部刮内关、通里、神门穴。胸背部穴位合用于振奋胸阳；内关为手厥阴络穴，通里与神门为心经穴位，刮之以疏通心经之阻滞脉络，而达宣痹止痛作用。痰浊壅塞者，加刮丰隆穴；阴寒凝滞、阳气虚衰者，加刮百会穴；心肾阴虚者，加刮太溪穴；气阴两虚者，加刮气海穴。

治法：患者取坐位，疼痛剧者先取仰卧位，术者首先在刮治部位涂以具有活血化瘀作用的刮痧介质，然后以中等力度刮胸部穴位3～5分钟，刮至局部出现痧痕为好。继刮手部穴位，刮至局部潮红。然后患者转侧卧位，术者以较重力度刮背部穴位，刮至局部痧痕显现。刮痧法对本病有一定缓解作用。若不适者，须及时配合他法治疗。

156. 冠心病患者如何拔罐调治

拔罐疗法是以罐为工具，利用燃烧、蒸汽、抽气等造成负压，使罐吸附于施术部（穴）位，产生温热刺激，使局部发生充血或瘀血现象，从而达到治疗目的的一种自然疗法。拔罐器具的种类很多，常用的有竹罐、玻璃罐、抽气罐等。常用的拔罐方法有火罐法、抽气法、毫针罐法、刺络罐法、温水罐法等。治疗冠心病的拔罐疗法如下。

方法1

取穴：华佗夹脊（T4～5）、内关、膻中、三阴交。

治法：可采用刺罐或针后拔罐。可在穴位上涂姜汁，留罐10～20分钟。隔日1次，5次为1个疗程。疗程间隔3～5天。

方法2

取穴：①心俞、厥阴俞、灵台、至阳；②巨阙、内关、郄门、少海。

治法：患者取适当的体位，每次选1组穴位。先将所选穴位进行常规消毒，然后用毫针针刺，采用捻转补法或平补平泻的手法，取得针感后，立即用闪火法将准备好的大小适宜的火罐吸拔于针上，留罐10～15分钟，待皮肤出现红色瘀血为止。每周治疗2次，8次为1个疗程。适用于冠心病虚证。

方法3

取穴：心俞、厥阴俞、肝俞、神道为第一组，膻中、足三里、中脘、内关为第2组，两组穴位每日交替使用。

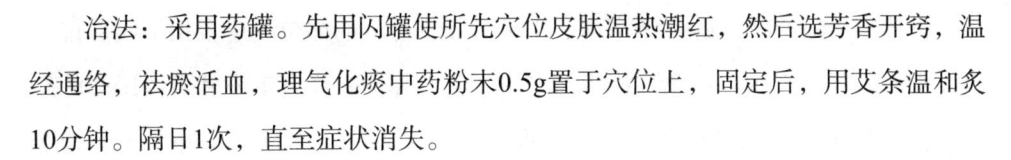

治法：采用药罐。先用闪罐使所先穴位皮肤温热潮红，然后选芳香开窍，温经通络，祛瘀活血，理气化痰中药粉末0.5g置于穴位上，固定后，用艾条温和灸10分钟。隔日1次，直至症状消失。

方法4

取穴：足太阳膀胱经的大杼至膈俞，任脉的天突至巨阙，手厥阴心包经的曲泽至内关，督脉的大椎至筋缩。

治法：以上4条经脉，每次选择1条。先在所选经脉上涂抹适量的润滑油，选择适当大小的火罐，用闪火法将罐吸拔于所选经脉，然后沿着所选经脉来回推动火罐，至皮肤出现红色瘀血为止。隔日治疗1次，8次为1个疗程。

方法5

取穴：左天池、左灵墟、膻中、至阳、背部压痛敏感点。

治法：采用药罐。涂风油精后拔罐，留罐15分钟。每日1次，直至症状消失。

方法6

取穴：太阳、曲泽、阳交、少海、膻中。

治法：将以上穴位进行常规消毒，用三棱针点刺穴位，每穴点刺3～5下，最好选择穴位附近的脉络瘀阻处进行点刺。选择大小适宜的火罐，用闪火法将罐立即吸拔于所点刺的穴位，留罐10～15分钟，每穴拔出1～3ml血液为度，起罐后用消毒棉球擦净皮肤上的血迹。每周治疗1次，7次为1个疗程。适用于痰浊上犯或瘀血阻络型冠心病。

方法7

取穴：内关、心俞。属瘀血、痰浊、阴寒所致加间使、厥阴俞、丰隆、筋缩，属气虚阴虚、阳虚所致加膈俞、足三里、命门、肾俞、三阴交。

治法：采用针罐先在内关、心俞上针上拔罐，诸症缓解后再针其他穴位。然后闪罐，每穴5～10下。每日1次，症状有缓解后，全部采用针后闪罐至症状消失。适用于冠心病。

拔罐调治冠心病的的注意事项：①患者要有舒适的体位，应根据不同部位，选择不同口径的火罐，注意选择肌肉丰满、富有弹性、没有毛发和骨骼凹凸的部位，以防掉罐。拔罐动作要做到稳、准、快。②皮肤有溃疡、水肿及大血管部位，不宜拔罐；高热抽搐的患者，不宜拔罐；孕妇的腹部和腰骶部也不宜拔罐。③常有自发性出血和损伤后出血不止的患者，不宜使用拔罐法。④如出现烫伤，小水疱可不必处理，任其自然吸收；如水疱较大或皮肤有破损，应先用消毒毫针刺破水疱，放出水液，或用注射器抽出水液，然后涂以甲紫溶液，并以纱布包敷，保护创口。

157. 如何选用足部反射区及穴位按摩调治冠心病

足部健身法的原理有经络脏腑说、神经反射说、生物全息胚说等。基本观点是人体各脏腑器官在足部均有其对应区（反射区），用按摩手法刺激这些对应区，能引起人体的某种生理变化，而缓解人体内部的"紧张状态"，即中医所说的疏通气血，调节脏腑功能和阴阳平衡等，从而起到治病保健作用。

可选用的足部反射区：基本发射区（肾、输尿管、膀胱、尿道、腹腔神经丛等5个），大脑、小脑、脑干、垂体、血压点、肺、脾、肝、胆、心、甲状腺，甲状旁腺、胃、胰、膈、十二指肠、小肠、各淋巴结（头颈淋巴结、胸部淋巴结、上下身淋巴结）、胸、胸椎、生殖腺等发射区。

可选用的穴位：涌泉、太溪、三阴交、足三里、行间、太冲等。

按摩程序与方法如下。

（1）用示指刮压基本反射区1分钟。

（2）按揉或推压大脑、小脑、脑干、垂体、血压点、甲状腺、肺、胃、胰、十二指肠、小肠、肝、胆等反射区各30次。

（3）重点用拇指按揉心区3～5分钟、胸部淋巴结2～3分钟。心律过缓者加按肾上腺1～2分钟。

（4）用拇指按揉脾、各淋巴结、生殖腺、胸、胸椎各30次。

（5）用拇指按揉涌泉、太溪、行间、足三里、三阴交各50次。

（6）重复刮压5个基本反射区1分钟。

158. 如何选用足部药浴调治冠心病

足是人体重要的组成部分。由许多骨头、关节、肌肉、韧带鲷成，分布有丰富的血管和神经。足不仅承担着平衡、承重和行走的功能，而且与整个身体的健康有密切的关系，是健康长寿的标志。人的衰老，也首先从足开始。如肾气虚衰，则两足痿软无力。而足部的某些疾病，也能反映脏腑的功能。根据生物全息理论，足部是整个人体的缩影，各个脏腑器官在足部都有相对应的区域。因此，足部药浴不仅可以保护足部的健康，而且可以改善微循环，调整脏腑的功能。温水浴足，并反复按摩双足，能治疗有关脏腑经络的病症，配合具有温经、活血或清热除湿作用的中药浸浴，更可提高治疗效果。冠心病主病在心胸，与脾肾亦有密切关系。洗足药浴按摩足部，可活血温经，改善血液循环，同时具有健脾温肾的作用，因此对冠心病有一定的疗效。洗足有助于安然入寐，而良好的睡眠是阴阳调和，血压稳定的重要条件。洗足还可以缓解疲劳，提高抵抗能力，防止病从外入，因而具有预防保健作用。

（1）薤白丹参方：薤白（野小蒜）60g，丹参30g，川芎15g。将以上3种中药同入锅中，加水适量，煎煮30分钟，去渣取汁，与3000毫升开水同入泡足桶中。先熏蒸后泡足，每次30分钟，每晚1次。10天为1个疗程。具有温通心阳，活血化瘀的功效。适用于心阳不足型冠心病等。

（2）人参叶桂枝方：人参叶20g，桂枝30g，制附子20g。将以上3种中药同入锅中，加水适量，煎煮30分钟，去渣取汁，与3000毫升开水同入泡足桶中。先熏蒸后泡足，每次30分钟，每晚1次。10天为1个疗程。具有温通心阳，活血化瘀的功效。适用于心阳不足型冠心病等。

（3）万年青益母草方：万年青60g，益母草100g，川芎20g。将以上3种中药同入锅中，加水适量，煎煮30分钟，去渣取汁，与3000毫升开水同入泡足桶中。

先熏蒸后泡足，每次30分钟，每晚1次。10天为1个疗程。具有强心活血，清热化瘀的功效。适用于心脉瘀阻型冠心病等。

（4）三根方：老茶树根100g，榆树根80g，茜草根50g。将以上3种中药同入锅中，加水适量，煎煮30分钟，去渣取汁，与3000毫升开水同入泡足桶中。先熏蒸后泡足，每次30分钟，每晚1次。10天为1个疗程。具有强心活血、清热化瘀的功效。适用于心脉瘀阻型冠心病等。

（5）橘皮杏仁方：鲜橘皮100g，（干品50g），杏仁30g，茜草根20g将以上3种中药同入锅中，加水适量，煎煮30分钟，去渣取汁，与3000毫升开水同入泡足桶中。先熏蒸后泡足，每次30分钟，每晚1次。10天为1个疗程。具有化痰泄浊、活血安神的功效。适用于痰瘀中阻型冠心病等。

（6）莱菔子海藻方：莱菔子（萝卜子）50g，海藻60g，制半夏40g。将以上3种中药同入锅中，加水适量，煎煮30分钟，去渣取汁，与3000毫升开水同入泡足桶中。先熏蒸后泡足，每次30分钟，每晚1次。10天为1个疗程。具有化痰泄浊、活血安神的功效。适用于痰瘀中阻型冠心病等。

（7）菖蒲山楂方：菖蒲60g，生山楂50g，桃仁40g。将以上3种中药同入锅中，加水适量，煎煮30分钟，去渣取汁，与3000毫升开水同入泡足桶中。先熏蒸后泡足，每次30分钟，每晚1次。10天为1个疗程。具有化痰泄浊，活血安神的功效。适用于痰瘀中阻型冠心病等。

八、防治冠心病关键在预防

159. 怎样早期发现冠心病

（1）劳累或精神紧张时出现胸骨后或心前区闷痛，或紧缩样疼痛，并向左肩、左上臂放射，持续3~5分钟，休息后自行缓解者。

（2）体力活动时出现胸闷、心悸、气短，休息时自行缓解者。

（3）出现与运动有关的头痛、牙痛、腿痛等。

（4）饱餐、寒冷或看惊险影片时出现胸痛、心悸者。

（5）夜晚睡眠枕头低时，感到胸闷憋气，需要高枕卧位方感舒适者；熟睡或白天平卧时突然胸痛、心悸、呼吸困难，需立即坐起或站立方能缓解者。

（6）性生活或用力排便时出现心悸、胸闷、气急或胸痛不适。

（7）听到周围的锣鼓声或其他噪声便引起心悸、胸闷者。

（8）反复出现脉搏不齐，不明原因心跳过速或过缓者。

160. 什么是冠心病的一级预防

冠心病的一级预防是针对未患有冠心病的健康人预防患冠心病。一级预防是对广大的健康人群积极开展冠心病的防治普及教育工作，定期进行身体检查和普查，以及尽早发现冠心病的危险因素，并及时去除或严格控制冠心病的危险因素，防止冠心病的发生。

预防冠心病等心血管疾病应从发育期着手。美国研究人员通过对760名在意外中丧生的青年男女尸检后发现，男性青少年从15岁起就有可能患血管栓塞症，故建议预防冠心病等心血管疾病应从发育期着手。接受尸检的15~19岁的男性青少年中，2%有血管栓塞的现象，而20~34岁的男性中，约有20%有此症状。专家指出，男性若在发育期就已出现血管栓塞，踏入40岁后极有可能患上心脏病。虽然已发现血管栓塞的青少年在10~15年内心脏可能不会有问题，但为了防患于未然，最好在发育期内就采取预防措施。俄勒冈州班德市圣查理斯医疗中心心脏科专家布鲁德奇指出，血管栓塞的现象在男女青少年中差异很大。接受此项研究的少女，无一出现血管栓塞的症状，但在20~34岁的女子中，就有8%的人呈现这种症状。

冠心病一级预防工作是健康人群战胜冠心病的第一道防线和前沿阵地，一级预防工作主要有三点：①尽早发现和及时去除冠心病的危险因素。冠心病的发生与冠心病的危险因素有十分密切的关系，如果去除这些危险因素，就能有效地预防冠心病的发生。提倡不吸烟、建议健康人群定期到医院进行体检、测定血压等。血清胆固醇正常者，最少每5年重复测定血清胆固醇1次，对肥胖儿童、父母有早发（45岁以前发生）冠心病家族史和有高脂血症及高血压家族史的青少年也应定期检查血清胆固醇和血压。②严把"病从口入"关，科学合理安排膳食。冠心病在很大程度上与吃有关，摄取过多的食物特别是过多的动物脂肪和奶油制品、过多的食盐，摄入过少的新鲜蔬菜和水果等有关。因此，提倡低盐、低脂肪的清淡饮食，改变以猪肉、牛肉为主的动物性肉类结构，如大豆及大豆制品，增加粗粮的食用比例，多吃蔬菜和水果，每日饮食量应相对恒定，限制过多甜食。肥胖者应节制饮食量，使体重严格控制在正常范围之内。③加强体力活动或运动，如跑步、登山、游泳、球类等，控制体重在正常标准范围之内，有规律的参

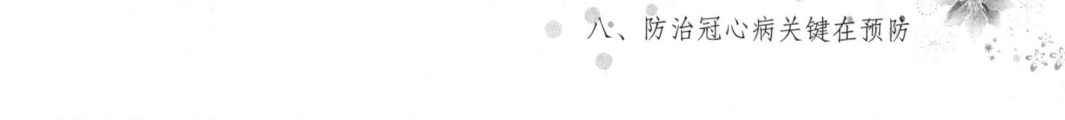

加运动能有效地降低冠心病的发病率。

161. 什么是冠心病的二级预防

冠心病的二级预防是针对患有冠心病的患者防止其病情恶化，发展为不稳定型心绞痛、心肌梗死和猝死等。二级预防工作的具体措施必须是在一级预防工作的基础上进行，即冠心病患者不管过去是否进行过一级预防，都必须终身采取一级预防的具体措施，且应更加严格地控制冠心病的各种危险因素。

二级预防最主要的措施是ABC方案（A代表阿司匹林，B代表β-受体阻滞药，C代表降胆固醇药物），即冠心病患者需长期服用阿司匹林、β-受体阻滞药治疗。血清胆固醇升高者需长期服用降胆固醇药物，使血清总胆固醇低于4.2mmol/L，低密度脂蛋白胆固醇低于2.6mmol/L。三酰甘油低于1.7mmol/L。

阿司匹林已成为冠心病患者治疗的常规用药，一旦患者确诊为冠心病，应长期坚持服用。每日口服50～150mg。由于用药剂量较小，副作用也很少。其作用机制是抑制血小板聚集和释放促凝血物质，防止粥样斑块灶血栓形成与血栓堵塞冠状动脉，减少心肌微循环中血小板聚集，因而改善心肌缺血，降低心绞痛、急性心肌梗死和猝死的发生率。国外应用阿司匹林进行二级预防的结果表明，心肌梗死的发生率降低51%，冠心病病死率也有所下降。急性心肌梗死早期每日服用150～300mg阿司匹林，可使病死率降低23%。

β-受体阻滞药的应用能明显降低交感神经的兴奋性，减慢心率和降低血压，改善心肌缺血症状，降低室性心律失常发生率，从而明显降低不稳定型心绞痛、心肌梗死和猝死的发生率。β-受体阻滞药治疗劳力型心绞痛的有效率80%～90%，能有效地防止其恶化为不稳定型心绞痛和急性心肌梗死，猝死率下降约30%，总病死率下降约20%。

降胆固醇治疗在世界范围内正日益被重视，对确诊为冠心病的患者必须进行常规的血脂检查，对血脂升高者需采用饮食疗法或药物疗法，使血清总胆固醇低于4.2mmol/L，低密度脂蛋白胆固醇低于2.6mmol/L，这一标准比一级预防的要求更加严格。

162. 为什么预防冠心病应从儿童开始

虽然冠心病多见于中老年人，但它起始于儿童期。冠心病的病根早在儿童时期或青少年时期就已种下了，冠状动脉粥样硬化的发生与发展是一个长期渐进的过程，当它经过数十年的发展，使冠脉狭窄较严重时，才出现冠心病的症状，此时患者往往已经处于中老年阶段了。医生发现，部分儿童已有了动脉粥样硬化的迹象。此时的病变多数是可以逆转的，也可使其停止发展。但如果继续发展，到了较严重的阶段，病变就无法逆转了。另外，儿童中也存在冠心病的危险因素，如一些调查表明，在7~10余岁的少年儿童中，患有高脂血症的有93.3%之多，其重要原因是这部分少儿营养过剩，大量进食高脂肪的食物如奶油、肥肉等，并大量进食甜食，如饮料、糖果。还有些少儿成为肥胖儿。有些儿童有患高血压的倾向，可能与遗传及家庭环境的影响有关。有些家庭的父母有吸烟的嗜好，孩子往往被动吸烟，其危害更大，还有些孩子受到影响，很小就学会了吸烟。以上种种因素都会促使孩子冠状动脉粥样硬化的发生和发展。因此，冠心病的预防应从儿童开始。

（1）少食脂肪：这里所说的少食脂肪是指少吃肥肉，不是说不吃肥肉。为了长身体，儿童应适当吃些瘦肉、鱼类、蔬菜、水果等，但蛋糕、炸鸡、汉堡包等食品胆固醇太高，应少吃为妙。

（2）多运动：从小即锻炼身体，便可增强心脏血液循环，保持冠状动脉足够的血流量，这是保护冠状动脉的重要措施之一。

（3）耐寒锻炼：寒冷可造成冠状动脉强烈收缩，医学上叫痉挛。从小进行耐寒锻炼，让身体对寒冷刺激有很好的耐受力，今后发生冠心病的机会就明显减少。

（4）多吃粗粮：如果人体缺乏铬、铜、锌、锂、硅等微量元素，就可诱发冠心病。而粗粮中这些微量元素含量较多，因此从小要养成多吃粗粮的习惯。

（5）不吸烟酗酒：吸烟者冠心病发生率比不吸烟者高3倍左右，酗酒也同样有害，而对20岁以前的青少年危险性最大。

（6）清淡饮食：大量资料已表明，食盐过多的人群，高血压的发生率明显高于清淡饮食的人群，因而易诱发冠心病。所以从小开始就应该培养孩子吃清淡饮食的习惯。

（7）清除紧张情绪：情绪紧张也是血脂升高的一个原因，老师和家长应切实关心下一代的身心健康，勿给孩子学习增加太重的负担。

163. 如何警惕隐性冠心病

由于多数冠心病早期并无典型的临床症状，故目前将其临床分型改为无症状型、心绞痛型、心肌梗死型、心力衰竭型、心律失常型、猝死型6种。出现心绞痛、心肌梗死、心力衰竭、心律失常时，患者会非常痛苦，也会引起患者家属及其医务人员的高度重视，易于确诊。此类有典型临床症状的冠心病，称为显性冠心病。对平时并无临床症状，只有在剧烈运动、寒冷刺激、情绪激动、噩梦惊吓等情况下才能出现心悸、心前区不适或疼痛、心电图出现ST-T改变的冠心病，称为隐性冠心病。隐性冠心病在临床上极易误诊、漏诊，应引起医生和患者的足够重视。

隐性冠心病又称无症状性冠心病，患者虽有冠状动脉硬化，但病变较轻或者因心脏有较好的侧支循环，患者多无明显的临床症状，但在休息时有肯定的心肌缺血心电图表现，或在运动后心电图出现阳性表现，可以认为是早期冠心病，但此类患者可能突然转为心绞痛或心肌梗死，个别患者也可能出现猝死，应早期诊断，早期治疗。隐性冠心病患者多有动脉硬化的易患因素。静息状态，或运动后，或心脏负荷试验，心电图检查出现缺血性改变。隐性冠心病选择性冠状动脉造影，可以确立诊断。放射性核素心骨显影，有心肌缺血性改变。

观察发现，有相当一部分早期隐性冠心病患者可出现以下信号：①口腔科检查无异常发现，用一般止痛药（如牙痛安等）难以缓解的下牙疼痛。②无明显原因的下颌疼痛。③角膜近巩膜的边缘处出现一圈宽1~2mm、灰白色或白色的角膜老年环。④耳垂出现褶皱,甚至苍白、发绀。⑤阳痿。因此,对出现这些情况的患者,应及时到医院检查。这部分患者多在运动后出现胸闷憋气、心悸气短、心前区不适或疼痛,阶梯运动后查心电图有ST-T改变,经用速效救心丸、复方丹参滴丸、冠心苏合丸、硝酸甘油、吲哚美辛、硝苯地平后往往有明显疗效。

164. 如何识别冠心病发作的蛛丝马迹

冬春天气寒冷,冠心病复发率高,其致命性并发症——心肌梗死尤易发作。当出现以下这些部位疼痛时,应提高警惕,及时就医,以防意外。

(1)头痛:临床医生发现部分冠心病患者在心肌梗死发作时,不是传统的心前区疼痛,而是以头痛为主。这些患者心肌梗死后,心脏输出血量大幅度下降,导致脑的血液循环减少,加上血管张力的改变,引起的反射性脑血管收缩,发生暂时性缺血、缺氧而头痛。

(2)牙痛:突然发作,疼痛剧烈,但说不准痛点究竟在哪一个牙齿。检查时牙齿完好无损,也无任何发炎征象,服用一般的镇痛药无效。

(3)肩痛:左侧的肩、臂及手掌内侧的3个手指,出现阵发性放射痛,不受气候影响,不可误以为关节炎。

(4)腹痛:少数冠心病患者表现为上腹部胀痛,伴有恶心、呕吐等症状,排除急性胃肠炎、胃神经官能症等疾病后,应考虑冠心病。

(5)腿痛:一些患者心绞痛发作时无其他症状,仅为下肢疼痛,可表现为单腿痛,也可表现双腿痛。

凡有冠心病史的中老年人,发生不好用腿部疾病解释的腿痛时,应想到心肌梗死,及时服药或就诊。

165. 如何识别冠心病心衰的蛛丝马迹

随着年龄的增长，老年人群中心力衰竭的患病率也会升高。值得注意的是，相当一部分老年心脏病患者，心功能已经不全，缺少心力衰竭的典型表现或被其他疾病的症状所掩盖，即所谓隐性心力衰竭，故常易被人们忽视。临床发现，这种隐性心力衰竭约占心力衰竭总数的50%或更多，所以若能从以下的蛛丝马迹中识别早期心力衰竭，并给予早期治疗，对患者的预后非常重要。

早期心力衰竭有哪些蛛丝马迹？

（1）倦怠乏力、失眠烦躁：如果夜间睡眠时有烦躁、失眠，或有冠心病、高血压、肺源性心脏病史者出现倦怠乏力、反应迟钝、淡漠、厌食、嗜睡或睡中常醒等症状，可能是脑供血不足引起的，这是心力衰竭的早期表现之一，最好去医院检查。

（2）夜间气喘：有冠心病史，夜间睡眠必须垫高枕头，平卧后出现咳嗽气促，并常在睡眠时憋醒，需坐起来喘息一阵才能逐渐缓解，可能也是隐性心力衰竭的表现。

（3）脉搏快或不规则：心跳加快常是心力衰竭的早期表现，稍加活动脉率即超过100次/分，或有心律失常，这些都提示应尽早去医院做心电图和心功能检查。

（4）夜尿增多：有冠心病、隐性心力衰竭者，在夜间平卧休息时，因心脏负荷相对减轻，心排血量增加，肾灌注血量增加，夜尿也会明显增多，这提示有隐性心力衰竭的可能，应引起重视。

（5）无痛型心肌梗死：临床发现，心肌梗死时极易发生心力衰竭，约有25%的心肌梗死为无痛型心肌梗死，而这类患者以老年人居多，且最易出现隐性心力衰竭。患者咳嗽痰多、胸闷不适、气短喘息等症状常加重，患者和家属应特别重视，不要认为没有心绞痛，就无心肌梗死、心力衰竭的可能。

（6）纳差、腹胀、腹泻，貌似胃肠炎。这种情况主要见于右侧心力衰竭。由于右心回流血液受阻，使体循环的静脉压升高，导致胃肠道、肝、胆等内脏瘀血，患者出现食欲缺乏、腹胀、恶心、呕吐等症状，病情严重者还可因胃肠平滑肌缺血性挛缩而导致腹痛、腹泻。如果不详细询问病史及查体（右侧心力衰竭一般有肝大、下肢水肿、颈静脉怒张等阳性体征），很容易被误诊为慢性胃肠炎等消化道疾病。

（7）尿少、水肿，貌似肾脏疾病：心力衰竭患者由于心排血量降低，体循环瘀血，有效循环血量减少，肾血流不足，而导致24小时总尿量减少，夜尿相对增多。但与肾脏病不同的是，心源性水肿多从人体的足踝、小腿等下垂部位开始，而肾性水肿常常首先出现在面部。另外，心源性水肿患者尿常规多正常，且同时伴有心衰的其他症状和体征。

（8）情绪或精神异常，貌似老年性精神病或脑病：有些老年心力衰竭患者精神症状表现突出，如头晕、失眠、烦躁不安、幻觉、谵妄、意识不清甚至昏迷等，这主要是由于老年人都存在不同程度的脑动脉硬化及脑供血不足，在心力衰竭时由于心输出量下降，则脑缺血症状会进一步加重。另外，由心衰继发的水、电解质紊乱，引起脑代谢异常，也是导致精神障碍的一个重要原因。如不注意甄别，很容易被误诊为老年性精神病、脑卒中、脑肿瘤等。

（9）咳嗽、气喘，貌似气管炎、哮喘病。左侧心力衰竭最初多表现为频繁干咳或胸闷气喘，活动及劳累时尤甚；也有的在夜间突然被憋醒，呼吸短促，被迫坐起后症状才逐渐缓解。这是由于左侧心力衰竭导致肺瘀血及支气管黏膜水肿、分泌物增多，使呼吸道通气受阻所致。由于老年人多有慢性支气管炎、肺气肿等慢性肺部疾患病史，因而当心衰以呼吸道症状为突出表现时，易被误诊为支气管炎或哮喘发作。区别在于心源性哮喘与体位关系密切，卧位时症状重，坐（立）位时症状减轻，并且常常在夜间发作。

166. 为什么说控制冠心病的关键在于预防

从冠心病的流行病学研究来看，只有有效的预防，才是真正控制冠心病发生发展的关键。冠心病的形成涉及多种因素，主要分不可逆转和可逆转因素，前者主要包括遗传、年龄和性别；后者主要有高血压、高脂血症、吸烟、肥胖、体力活动少和心理精神因素等。现代医学研究证实，在众多冠心病形成因素中，高血压、高脂血症、吸烟、肥胖是主要致病因素，这些都是可逆转因素，都是可以纠正改变以预防冠心病的。

（1）控制高血压：在我国，高血压的发病率及吸烟率均较高，因此对高血压的防治就显得格外重要。高血压患者应饮食清淡，防止食盐过多，多吃蔬菜、豆类等含钾高的食物及含钙高的食物，避免饮酒和肥胖，并适当运动，保持精神愉快。在选择降血压的药物时，要注意控制其他危险因素如高血脂、高血糖、纤维蛋白原升高及心电图不正常，这样就可收到对高血压防治的最佳效果，不仅使血压降到正常，还可使冠心病的发病率下降。

（2）降低血脂：一项降低胆固醇、预防冠心病的临床试验表明，冠心病危险因素的下降直接与血胆固醇水平降低幅度的大小和持续时间的长短有关。较长时间地维持胆固醇于理想的水平，可达到预防冠心病的发病或不加重冠心病的目的。因此应广泛开展卫生宣传，预防人群中血脂升高。告知群众应知道自己的胆固醇值，以便根据自己的胆固醇水平，在生活中采取正确的措施。在膳食结构上，要保持传统的低脂肪、多蔬菜、素食为主的优点，改变低蛋白、低钙、高盐的缺点，使人群中总胆固醇水平保持在5.2mmol/L（200mg/cL）以下，对总胆固醇水平在6.24mmol/L（240mg/cL）以上者，应在医生指导下采取药物和非药物两种降脂措施。

（3）戒烟：据调查，我国吸烟人数2.9亿～3.1亿人，此外尚有2.2亿人为被动吸烟。有研究表明，25岁的人，每日吸烟1～9支，减寿4.6年；10～19支减寿5.5年；20～29支减寿6.2年；40支以上者减寿8.3年。因此，世界卫生组织提出"要吸烟，还是要健康"的警示，号召戒烟。戒烟的关键是毅力，虽也可配合药物和针灸，但成败仍取决于决心和意志。

（4）增加体力活动：运动是最有效的健康手段。活动身体的节律性运动如步行、上楼、跑步、骑自行车、游泳比其他种类活动更有益处。如能每日或至少隔日做20~30分钟的中等程度的活动（亚极量的50%~70%）就能有效地增强心功能。

（5）调节A型性格：A型性格具有时间紧迫感、争强好胜、易激怒、缺乏耐心等特点。美国西部合作研究表明，A型性格者冠心病发病率双倍于B型性格者。所以，A型性格的人宜针对性地采用心理调整、打太极拳等方法加以调整。

167. 预防心绞痛的关键是什么

冠心病心绞痛，如果不加以预防和控制，很容易发展成心肌梗死。尽管并不是所有的心绞痛都能控制或预防，有些心绞痛的发生与心肌耗氧量的增加无明显关系，在休息或睡眠时也可发生，疼痛程度较重、时限较长，不易被含服硝酸甘油所缓解，医学界称为自发型心绞痛，这类心绞痛难以预防，容易发展为心肌梗死。但有些心绞痛是由于身体劳累、情绪激动或其他足以增加心肌需氧量的情况所诱发，医学界称为劳力型心绞痛，休息或舌下含服硝酸甘油后可迅速缓解，这类心绞痛是可以预防和控制的。

劳力型心绞痛是临床上较为常见的心绞痛，这种心绞痛的病理基础是冠状动脉狭窄或阻塞，其中90%以上的冠状动脉阻塞为粥样硬化所引起。正常情况下，冠状动脉有极大的储备代偿能力，其血流量可随身体的生理情况而显著变化。在剧烈体力劳动时，冠状动脉适当地扩张，血流量可增加到休息时的6~7倍。当冠状动脉粥样硬化导致冠状动脉狭窄超过50%时，其最大储备能力开始下降，并随阻塞的不断加重呈进行性下降，当冠状动脉主、支管腔狭窄达横切面的75%以上时，心肌的血液供应减低到只能应付心脏平时的需要。一旦心肌负荷突然增加，如劳累、情绪激动等，使交感神经兴奋，心肌耗氧量增加，而心肌血液供给不再增加，导致心肌血液供求失调，遂引起心绞痛；当患者被迫停止活动或含化硝酸甘油时，心肌耗氧量下降，且冠状动脉供血有所增加，使心肌需氧与供氧重新获得平衡，故心绞痛缓解。由此可见，避免心肌耗氧量增加，即心肌劳累的因素如体力活动和情绪激动等，可使大部分的心绞痛得到预防或缓解。